CONNY WENK
Außergewöhnlich

CONNY WENK

Außergewöhnlich

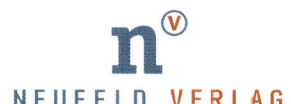

NEUFELD VERLAG

IMPRESSUM

Druck und Bindung des vorliegenden Buches erfolgten in Deutschland
Das verwendete Papier ist FSC-zertifiziert. Als unabhängige, gemeinnützige, nichtstaatliche Organisation hat sich der Forest Stewardship Council (FSC) die Förderung des verantwortungsvollen und nachhaltigen Umgangs mit den Wäldern der Welt zum Ziel gesetzt

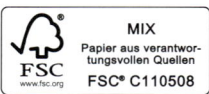

Der Text „Willkommen in Holland", © 1987 by Emily Perl Kingsley,
wurde mit freundlicher Genehmigung der Autorin wiedergegeben

Der Text „Die Spezialmutter" wurde dem Buch: Erma Bombeck, *Vier Hände und ein Herz voll Liebe – Die lächelnden Lebensweisheiten der berühmtesten Hausfrau der Welt* (Original: *Motherhood – The Second Oldest Profession*, 1983) entnommen

Der Abdruck des Textes „Du bist du" („Vergiss es nie") von Jürgen Werth (1977)
erfolgt mit freundlicher Genehmigung der Small Stone Media Germany GmbH, Köln

Die Deutsche Bibliothek verzeichnet diese Publikation in der Deutschen Nationalbibliografie; detaillierte bibliografische Daten sind im Internet über www.d-nb.de abrufbar

Fotografie und Layout: Conny Wenk, Stuttgart
Satz und Gestaltung: spoon design, Olaf Johannson

Herstellung: Westermann Druck Zwickau GmbH

2. Auflage 2015

© 2013 Neufeld Verlag Schwarzenfeld
ISBN 978-3-86256-043-1, Bestell-Nummer 590 043

Nachdruck und Vervielfältigung, auch auszugsweise, nur mit Genehmigung des Verlages

www.neufeld-verlag.de | www.neufeld-verlag.ch
www.alittleextra.de | www.alittleextra.ch

Bleiben Sie auf dem Laufenden:
newsletter.neufeld-verlag.de
www.**facebook**.com/NeufeldVerlag
www.neufeld-verlag.de/**blog**

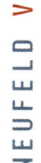

Dieses Buch widme ich allen Müttern außergewöhnlicher Kinder,

die unsere Welt durch ihre bedingungslose Liebe und

Großzügigkeit mit Schönheit und Menschlichkeit füllen.

INHALTSVERZEICHNIS

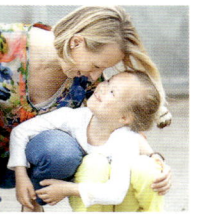 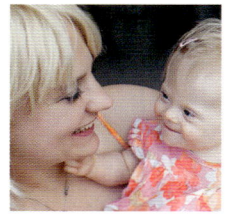 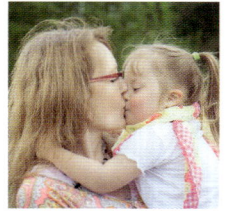 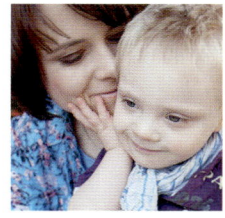 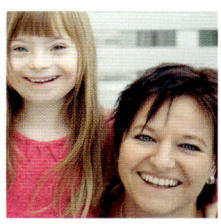 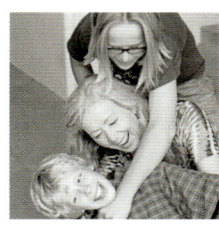 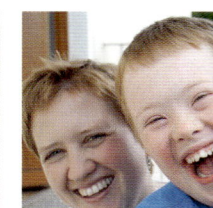

Vorwort 8
Zu diesem Buch 12

Alexandra & Leonie 16
Brigitte & Kim 22
Liebe Conny … 28
Willkommen in Holland 33
Bettina & Benjamin 34
Anja & Sontje 40
Ja und? 46
Beatrice & Charlotte 48
Petra & Aaron 54
10 Dinge 60
Katharina & Sonea 64
Bonnie & Tom 70

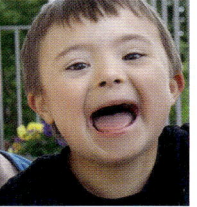 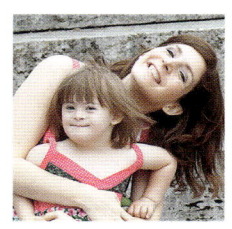 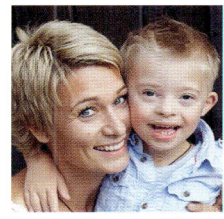 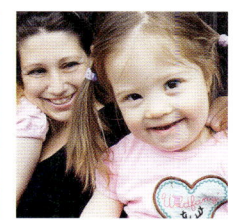 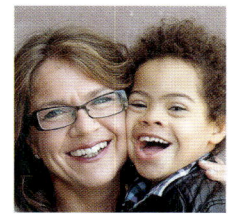 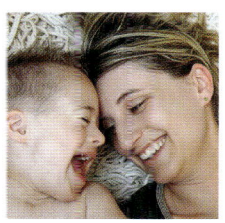 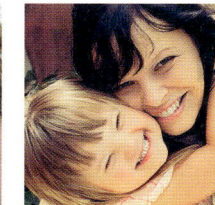

Die Chance 76
Die Spezialmutter 79
Carolin & Alexander und Samuel 80
Sandra & Jolina 86
Liebe und Geduld 92
Christiane & Andreas 94
Martina & Jolina 100
Manche müssen ihr Päckchen erst noch abholen 106
Sandra & Jan 110

Über die außergewöhnlichen Mütter 116
Wussten Sie eigentlich ...? 120
Wenn Bilder sprechen 122
Über Conny Wenk 126

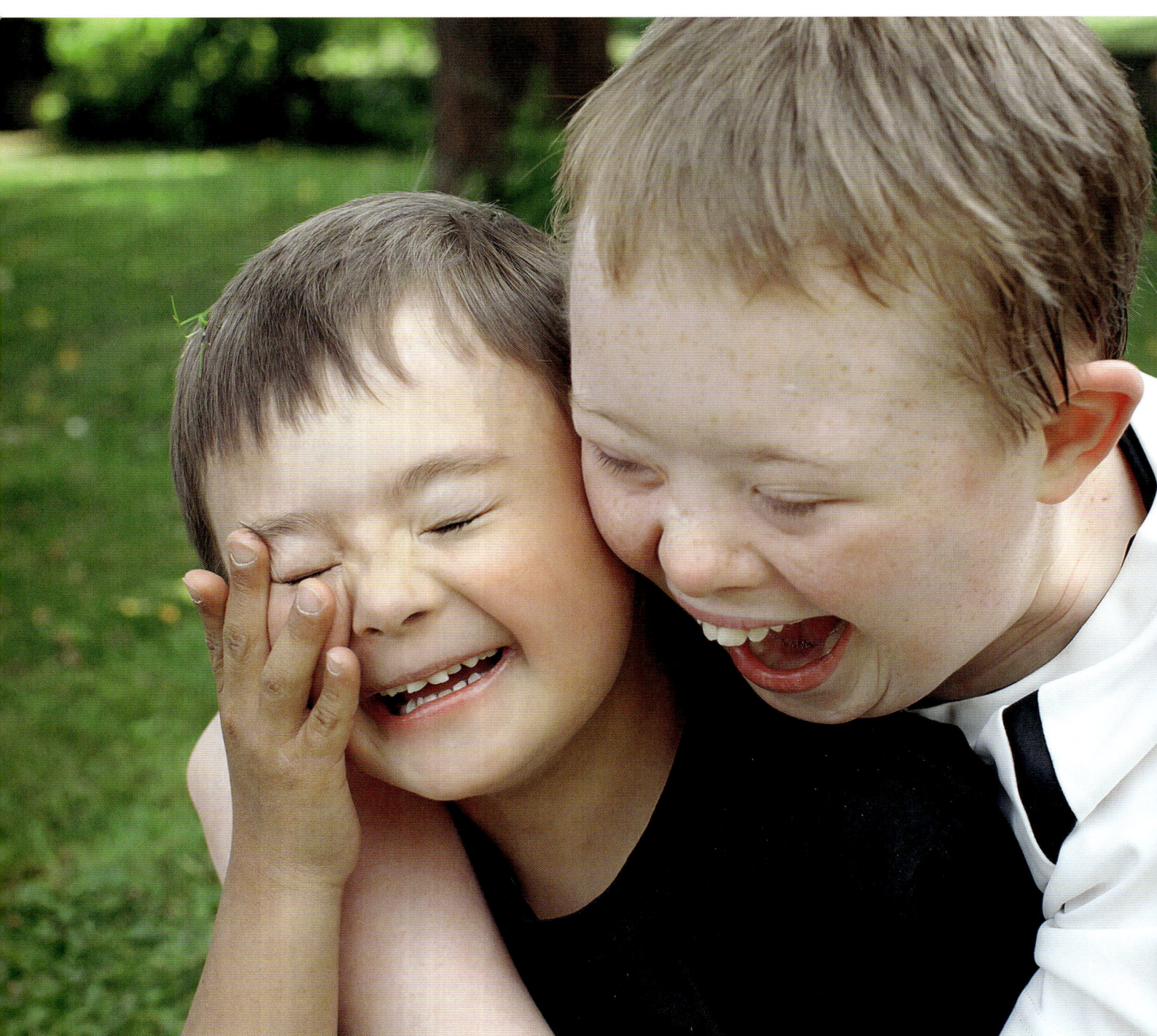

VORWORT
Von David Neufeld

AUSSERGEWÖHNLICHES GLÜCK: UNSERE ZWEI SÖHNE MIT DOWN-SYNDROM

Was, wenn's im Leben anders kommt als gedacht? Vieles im Leben lässt sich eben nicht planen. Manches, wovor wir Angst hatten, stellt sich im Nachhinein als Gewinn heraus. Etwas zu tun, was wir uns früher nie vorstellen konnten, lässt uns wachsen. Und im Nachhinein sind wir sogar froh, dass manche unserer Wünsche nicht in Erfüllung gegangen sind. Das Leben hält immer neue Überraschungen bereit. Und wir haben gemerkt, dass es sich lohnt, offen dafür zu sein.

Auch weil wir selbst keine leiblichen Kinder bekommen können, hatten wir Kontakt mit dem Jugendamt aufgenommen: Wir konnten uns vorstellen, unser Leben mit Pflege- oder Adoptivkindern zu teilen. Im August 2001 wurde Alexander geboren. Er kam mit Trisomie 21 auf die Welt, hat also ein Chromosom mehr als die meisten Menschen. Dass dieses gewisse Extra auch für unser Leben ein echtes Mehr bedeutet, sollten wir bald erfahren … Seine leiblichen Eltern waren schockiert, konnten sich wohl nicht darauf einlassen, dass damit vieles anders würde als vielleicht geplant. Sechs Wochen später besuchten wir Alexander zum ersten Mal in der Klinik, ein paar Tage darauf nahmen wir ihn mit. Ich hatte nicht gewusst, dass man sich in Babys verlieben kann …

Dass meine Frau Carolin als Erzieherin zuvor bereits mit Kindern mit Behinderung gearbeitet hatte – sowohl Kinder mit Down-Syndrom als auch mit schweren und mehrfachen Behinderungen – , hat sicher dazu beigetragen, dass wir uns das generell vorstellen konnten. Mehrmals wurden wir in den folgenden Jahren vom Jugendamt um Unterstützung gebeten, wenn es darum ging, eine Adoptiv- oder Pflegefamilie für Kinder mit Down-Syndrom zu finden. Eins davon war Samuel, der im Mai 2006 geboren wurde. Irgendwie dachten wir, dass es gut passen könnte, noch so ein außergewöhnliches Kind aufzunehmen. Drei Monate nach seiner Geburt entschied sich die Mutter für eine Adoption. Gemeinsam holten wir Samuel im Jugendamt ab – und sahen diesen selbstbewussten und charmanten Kollegen zum ersten Mal.

Wir haben unsere Entscheidung nicht einen Tag in Frage gestellt – auch wenn der Alltag mit besonderen Kindern eben oft etwas anders ist. Wenn Alexander gefühlte vierzig Runden Karussell fahren will, beim Singen im Gottesdienst begeistert tanzt, wenn er Musik zuhause so laut hört, dass möglichst auch unsere Nachbarn mithören, wenn „Wickie und die starken Männer" ein ganzes Jahr lang nahezu ununterbrochen als Film geschaut, als Hörspiel gehört und vor allem in allen Varianten und natürlich mit lautem Geschrei nachgespielt wird … dann nervt uns das manchmal. Und zugleich merken wir, was es für ein Geschenk ist, das Leben mit ihm zu teilen.

Ich kenne niemanden, der ansteckender und gewinnender lacht als Alexander. Mit seinem feinen Gespür für Atmosphärisches hat er mich schon manches Mal getröstet. Und wenn Samuel abends noch wartet, bis auch „der Baba" an sein Bett kommt, wenn er sich mir an den Hals wirft, wen ich ihn Huckepack durchs Haus trage, und wenn er sich strahlend die Schuhe anzieht, bevor wir Samstag Morgens gemeinsam zum Bäcker gehen – dann bin ich es, der einfach nur den Moment aufsaugt und dankbar genießt.

Alexander ist sich absolut sicher, ein kleiner Prinz zu sein. Ein geliebtes Kind Gottes, des Schöpfers dieser Welt. Erst in letzter Zeit ist mir bewusst geworden, dass das mein tiefstes Bedürfnis als Mensch ist: Ich will geliebt werden, und zwar so, wie ich bin. Was für ein Glück, dass Alexander da ist – denn er lebt mir genau das vor.

Unsere Kinder sind für uns echte Joker: Sie helfen uns Tag für Tag, im Heute zu leben und uns weniger unnötige Sorgen zu machen, Beziehungen dankbar zu leben und uns überhaupt wenig den Kopf darüber zu zerbrechen, was andere wohl denken – wir haben ja unsere zwei außergewöhnlichen Trainer, die Glück verströmen und ihr gesamtes Umfeld inspirieren.

Als Verlag hegen wir eine besondere Leidenschaft für Menschen mit Behinderung. Dünne Beine, dicke Lippen, große Füße, kleine Ohren, lange Nase, kurze Arme – wir Menschen sind nun mal verschieden. Und was unser Leben wertvoll macht und reich, was uns glücklich macht und zufrieden, hat nichts damit zu tun, was andere „normal" finden. Von Menschen mit sichtbaren Behinderungen, mit Beeinträchtigungen oder einem besonderen Bedarf an Unterstützung können wir eine Menge lernen. Zum Beispiel, was Mensch sein wirklich heißt. Zu sehen, was wirklich wichtig ist. Und das Leben anzunehmen. Auch wenn es ganz anders kommt.

Conny Wenk ist selbst Mutter einer Tochter mit Down-Syndrom und hat mit ihren Bildern in den letzten Jahren Tausende auf der ganzen Welt inspiriert. Für dieses Buch hat sie dreizehn Mütter gebeten, Einblick in ihr besonderes und doch auch ganz normales Leben zu geben. Die Frauen, die Sie auf den folgenden Seiten kennenlernen, haben erfahren, dass das „gewisse Extra" ihrer Kinder das eigene Leben ungemein bereichert und vertieft. In ihren Augen sind sie außergewöhnlich.

Sie wissen ja: Das Leben hält so manche Überraschung für uns bereit …

David Neufeld ist Verleger des Neufeld Verlages und lebt mit seiner Familie in Schwarzenfeld in der Oberpfalz (Ostbayern).

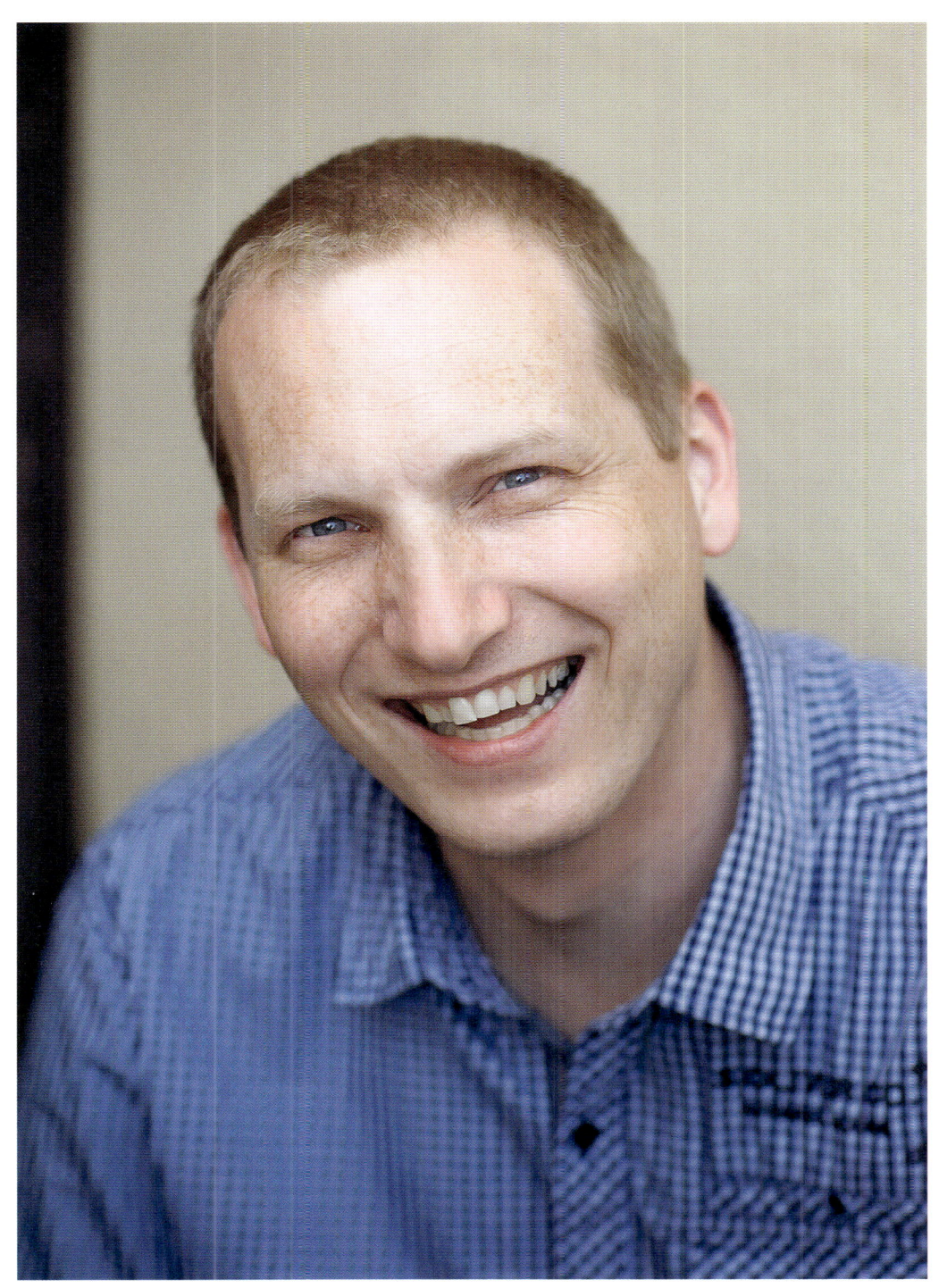

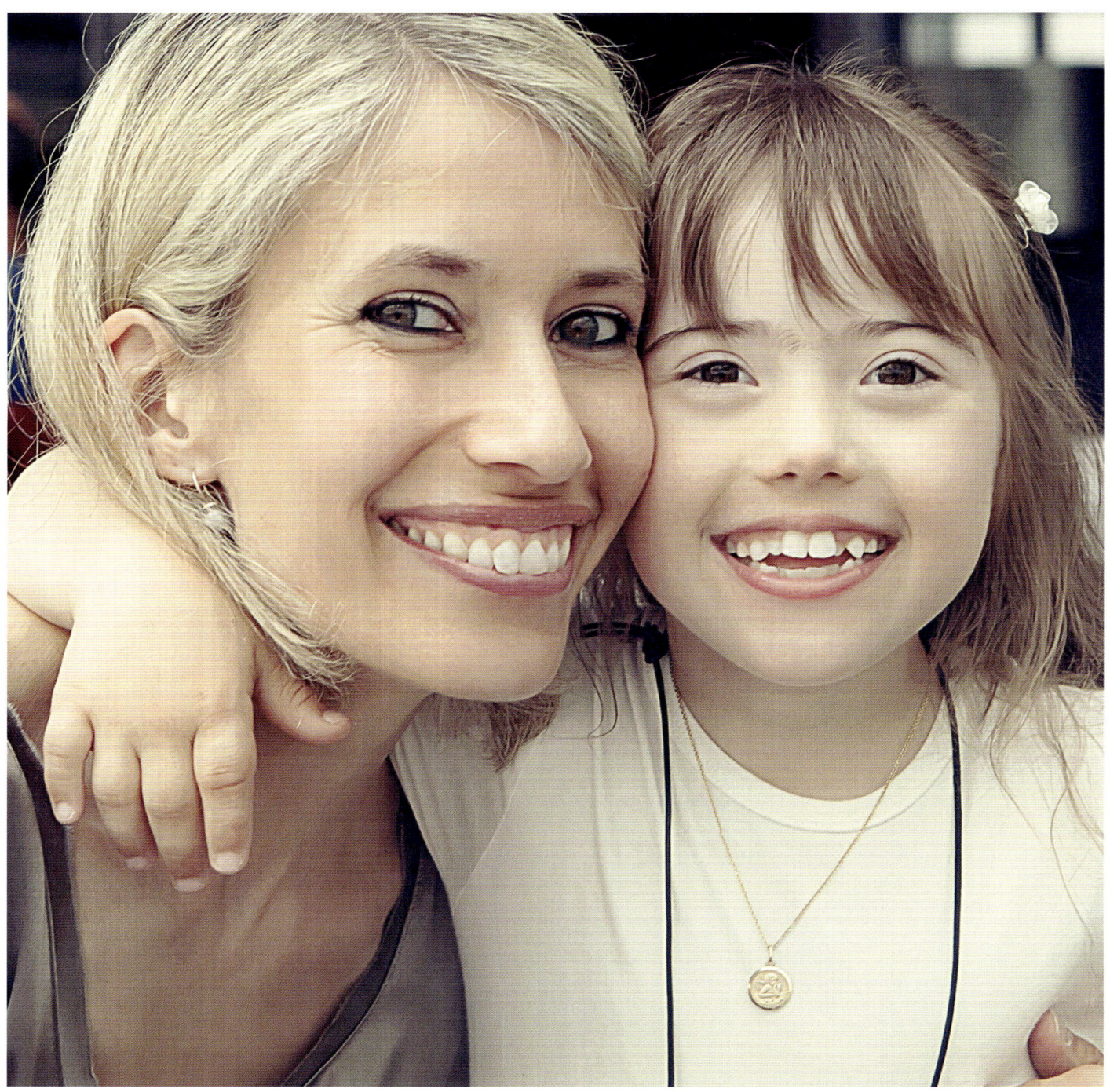

ZU DIESEM BUCH

„Wenn ich an Sie denke, muss ich immer weinen." Diese Äußerung musste ich mir – kurz nach Julianas Geburt – von einer entfernten Bekannten anhören. Ich hätte fast selbst geweint, so fassungslos und traurig machte mich dieser Satz. Wie kann sie nur so etwas sagen? Und wieso bemitleidet sie uns eigentlich?

Mit etwas Abstand wurde mir klar, was diese Bekannte zu ihrer Aussage bewogen hat, mit der sie mich unwissentlich nicht getröstet, sondern – ganz im Gegenteil – verletzt hat. Sie wusste es einfach nicht besser. Vermutlich weiß sie überhaupt nichts über das Down-Syndrom – genauso wenig, wie wir wussten, als wir bei Julianas Geburt von der Diagnose erfuhren. Der Schock nach der Diagnose war natürlich unendlich groß und die Freude über ihre Geburt erst einmal getrübt. Wir waren damals davon überzeugt, nie mehr glücklich sein zu können. Wir wussten so gut wie gar nichts über das Down-Syndrom, kannten noch nicht einmal vom Sehen her einen Menschen mit Down-Syndrom und hatten nur diese Klischeebilder von früher im Kopf. Diese Ängste wurden im Krankenhaus noch verstärkt, als ich um erste Informationen bat und einen alten Pschyrembel erhielt, in dem von „mongoloider Idiotie" und einer Lebenserwartung von 25 bis 40 Jahren die Rede war. Was ich damals dringend gebraucht hätte, waren aktuelle medizinische Informationen, und was ich gerne gesehen hätte, waren schöne Bilder von Kindern mit Down-Syndrom, die meine alten Klischeebilder ersetzen mussten. Damals gab es weder Facebook noch die vielen wunderschönen und ermutigenden Mommy-Blogs. Meine ersten aufbauenden digitalen Kontakte waren der Arbeitskreis Down-Syndrom in Bielefeld, das Deutsche Down-Syndrom InfoCenter in Lauf an der Pegnitz und die Mailingliste.

Aus meinem anfänglichen schwarzen Loch herausgeholfen haben mir aber die vierzehn Mütter und ihre bezaubernden Kinder, die ich in der ersten Ausgabe dieses Buches 2003/2004 porträtiert habe. Der Austausch mit ihnen war unheimlich wichtig; bei ihnen fühlte ich mich aufgehoben und verstanden, denn nur sie konnten nachfühlen, wie es mir geht und was ich durchmache.

Letztendlich war es aber Juliana selbst, die mir den Weg gezeigt hat. Dieses süße, neugierige, aufgeweckte, schelmische und manchmal fürchterlich anstrengende und bockige kleine Mädchen mit ihren strahlenden, großen Augen, ihrer Lebensfreude und ihrem ansteckenden Lachen. Zum Weinen gibt es da wahrlich keinen Grund. Weinen vor Glück mal ausgenommen.

Genau das war dann auch die Motivation für das Buch *Außergewöhnlich*. Denn Glück kann man wohl manchmal sehen. Kurz nach dem ersten Italienurlaub mit Juliana war ich bei meiner Studienfreundin Stephie zu Besuch und zeigte ihr die vielen Urlaubsfotos. Stephies Mutter leistete uns Gesellschaft und meinte spontan: „Auf den Fotos sieht man richtig, wie glücklich ihr seid und wieviel Spaß ihr miteinander habt."

Ein Bild sagt eben doch mehr als tausend Worte, speziell, wenn sie von trockenen medizinischen Begriffen durchsetzt sind, wie in meinem alten Pschyrembel. Also galt es, mehr Bilder zu machen und diese Bilder mehr Menschen zugänglich zu machen. Die vierzehn Mütter und ihre Kinder aus dem ersten Buch ließen sich rasch für das Projekt begeistern. Genauso wie der spätere Herausgeber, der Arbeitskreis Down-Syndrom. Als ich Hermann Stüssel, den damaligen Vorsitzenden des Arbeitskreises, um Rat fragte, wie man denn ein Buch herausbringen könne und an wen ich mich wenden sollte, meinte er nur: „Schick mir doch mal das Manuskript." Von diesem Moment an setzten Hermann und seine Mitstreiter Rita Lawrenz und Günter Fröhlich alle Hebel in Bewegung, um mit Spendengeldern eine Druckauflage von 25.000 Exemplaren zu finanzieren. Dabei trug die Aktion Mensch mit ihrer großzügigen Unterstützung einen maßgeblichen Teil bei und durch die Hilfe des Unternehmens Humana wurde die kostenlose Verteilung von *Außergewöhnlich* an Frauenärzte, Kliniken und Hebammen möglich.

Hermann Stüssel verstarb 2011. Ich bin sehr dankbar, dass ich diesen besonderen und großartigen Menschen kennenlernen durfte. Hermann war einer der ersten, der sich unermüdlich und mit viel Herzblut für die Belange von Menschen mit Down-Syndrom eingesetzt hat. Ohne ihn hätte es das Buch *Außergewöhnlich* wohl nie gegeben. Dafür auch heute nochmals danke!

Die erste Ausgabe von *Außergewöhnlich* ist mittlerweile vergriffen. Ein vom Arbeitskreis geplanter Nachdruck war nicht möglich, da die Druckdaten über die Jahre leider verloren gegangen sind. Es versteht sich von selbst, dass wir uns davon nicht haben entmutigen lassen. Und so entstand die Idee dieser Neuauflage, die im Neufeld Verlag erscheint. Meine ursprünglichen Texte sind geblieben, wurden aber um ein paar Gedanken ergänzt, denn auch ich bin mittlerweile um einige Erfahrungen reicher.

Ganz neu sind die dreizehn wundervollen Mütter und ihre bezaubernden Kinder in diesem neuen *Außergewöhnlich*. Erneut eine bunte Mischung mit den unterschiedlichsten Hintergründen, aber doch verbunden durch das 47. Chromosom ihrer Kinder. Auch diese Mütter, die mir in den letzten Jahren sehr ans Herz gewachsen sind, haben ihre Gedanken und Eindrücke zum Leben mit einem Kind mit Down-Syndrom in Form von kleinen Essays beigesteuert. Ein Leben mit Kindern, die vielleicht manches nicht oder sagen wir besser: anders können, aber unser Leben dennoch oder gerade deshalb durch viele andere Qualitäten ungemein bereichern.

Jetzt wünsche ich aber einfach nur viel Spaß mit den kleinen und großen außergewöhnlichen Persönlichkeiten in diesem Buch!

Conny Wenk

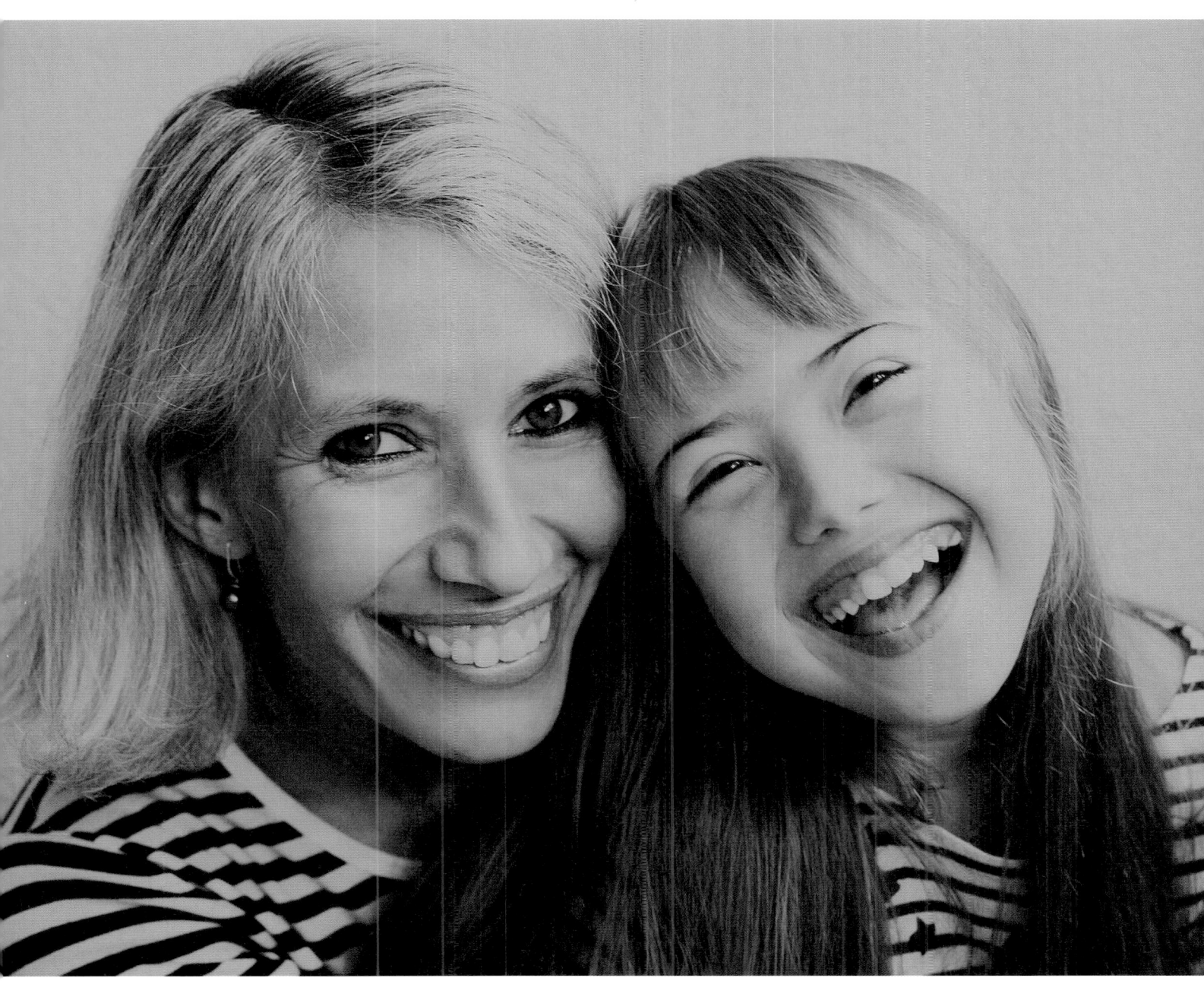

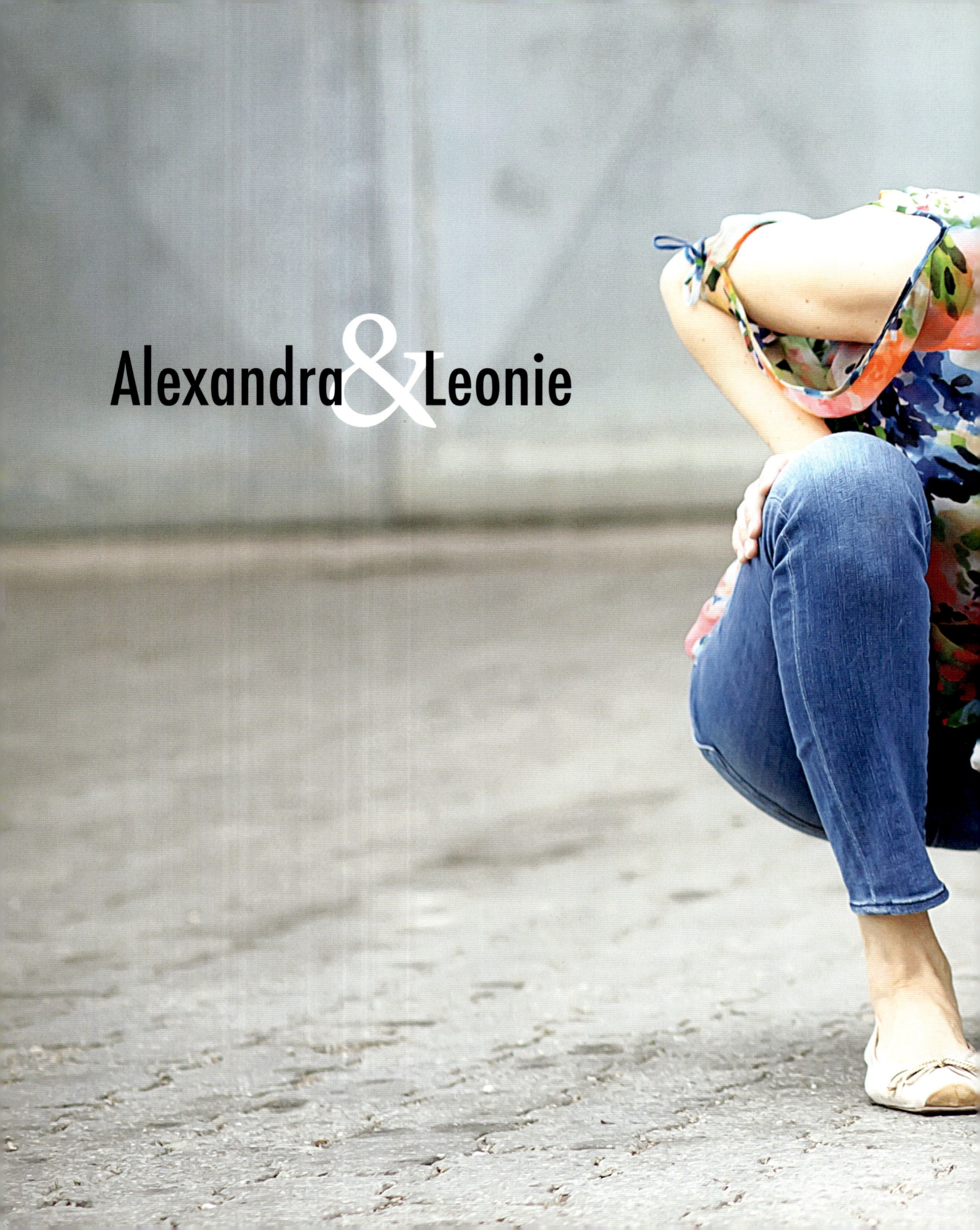

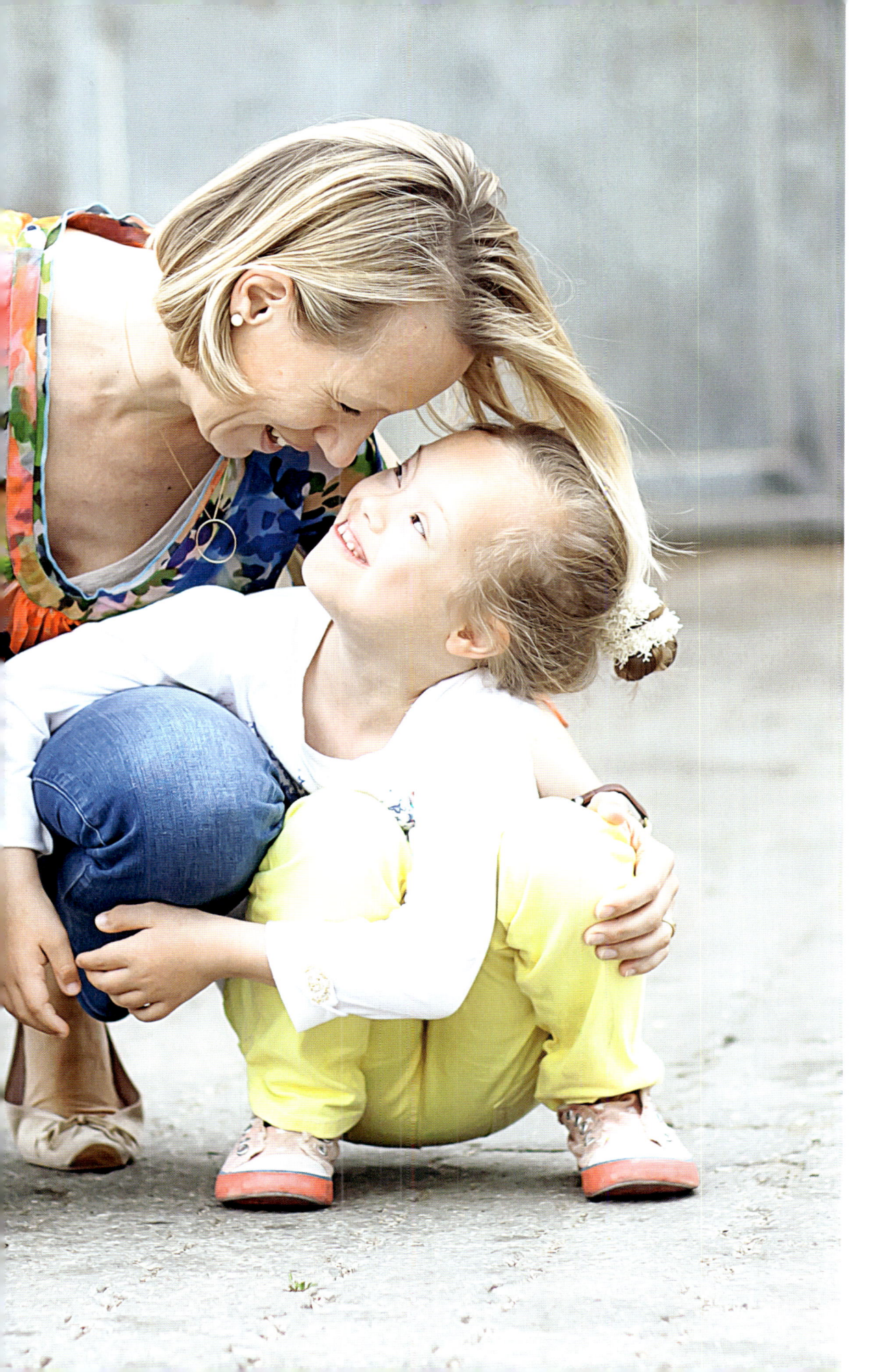

MEIN BILD IM KOPF
Von Alexandra Buchholz

Als unsere Tochter Leonie am 6. April 2005 früh morgens zur Welt kam, war die Welt noch in Ordnung. Wir wunderten uns zwar über ihre Zunge, die spitz und vorwitzig hervor lugte, dachten uns dabei aber nicht viel. Auch die schrägen Augen kannten wir von den Vorfahren meiner Mutter – also nichts, was uns beunruhigen konnte. Erst als Leonie am Nachmittag zum ersten Mal untersucht wurde, zog es mir den Boden unter den Füßen weg: Verdacht auf Down-Syndrom.

Das Bild, das ich im Kopf hatte von meiner Tochter, die fröhlich und mit wippenden blonden Zöpfen über eine Wiese tollt, verschwamm allmählich unter den vielen Tränen, die ich in den nächsten Tagen weinte. Die Trauer war übermächtig.

Doch die Liebe zu unserem zarten kleinen Mädchen, das wegen einer starken Neugeborenen-Gelbsucht nun voll verkabelt und mit Schutzbrille im Wärmebettchen lag, war stärker als alles andere. Und sie wuchs mit jedem Tag. Das Stillen klappte allmählich besser und als wir nach zehn Tagen nach Hause durften, hatte ich den ersten Schock schon fast überwunden. Leonie war eigentlich ein Baby wie jedes andere, das gefüttert, gewickelt und bespaßt werden wollte.

Nun geht Leonie bereits in die zweite Stufe einer jahrgangsgemischten Klasse einer Montessori-Schule und ist dort bestens integriert. Den neuen Schülern wird im ersten Jahr jeweils ein Pate – ein Kind aus derselben Klasse – zur Seite gestellt, der dem Neuankömmling alles zeigt, ihm hilft und ihn ganz praktisch unterstützt. An Leonies erstem Schultag haben uns die Pädagoginnen erzählt, dass es bei mehreren Mädchen in der Klasse Tränen gab, weil sie nicht als Patin für Leonie ausgewählt worden waren. Es war herzerwärmend, zu erfahren, dass sich so viele Mädchen um den „Job" mit Leonie beworben hatten.

Inzwischen darf Leonie schon selbst Patin für ein Kind in ihrer Klasse sein und ist darauf natürlich mächtig stolz. Ein neues Integrations-Kind ist gekommen, um das sich Leonie jetzt kümmert. Die Pädagoginnen erzählen uns, dass sie ihr „Paten-Kind" sehr gewissenhaft in die Gepflogenheiten des Schulalltags einführt.

Das Bild in meinem Kopf von (m)einer Tochter mit langen blonden Zöpfen, die freudestrahlend über eine Blumenwiese hüpft, ist heute wieder da! Ich musste es eigentlich nie begraben. Nur wusste ich das nicht.

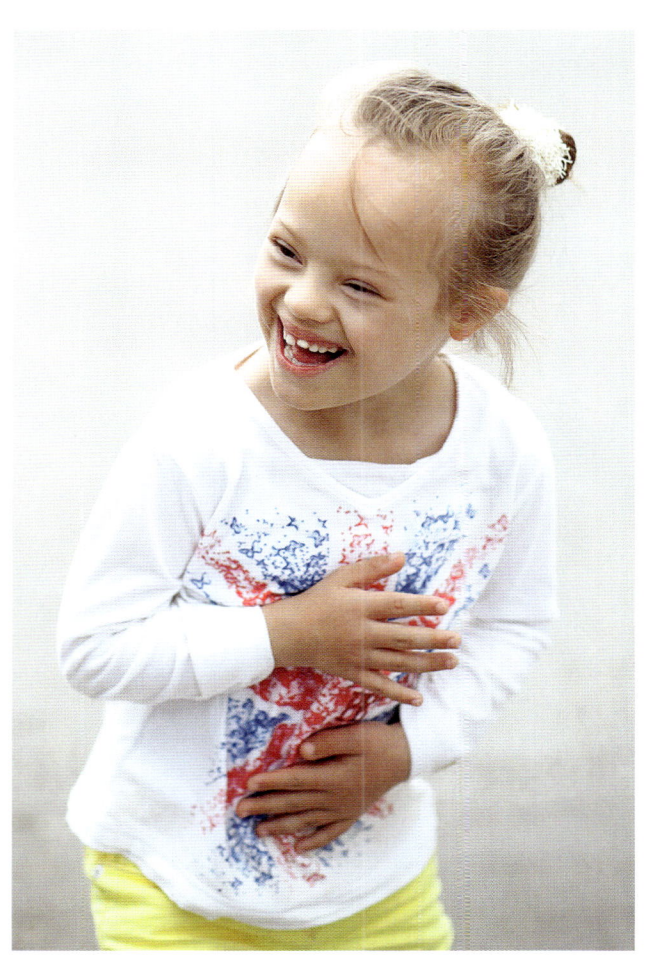
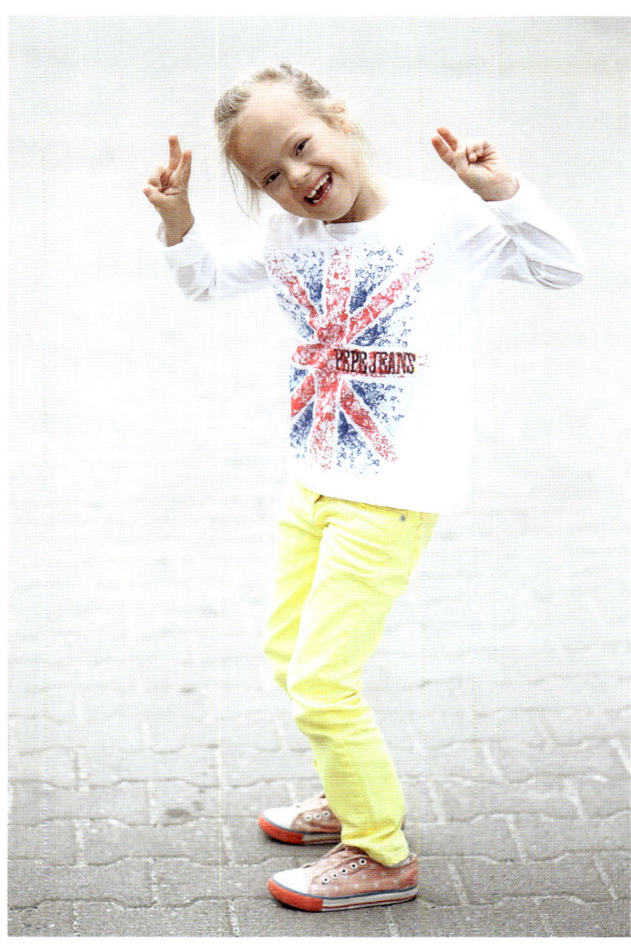

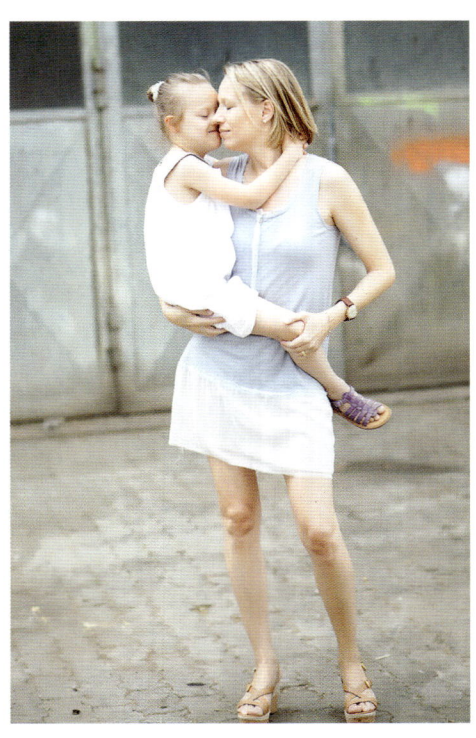 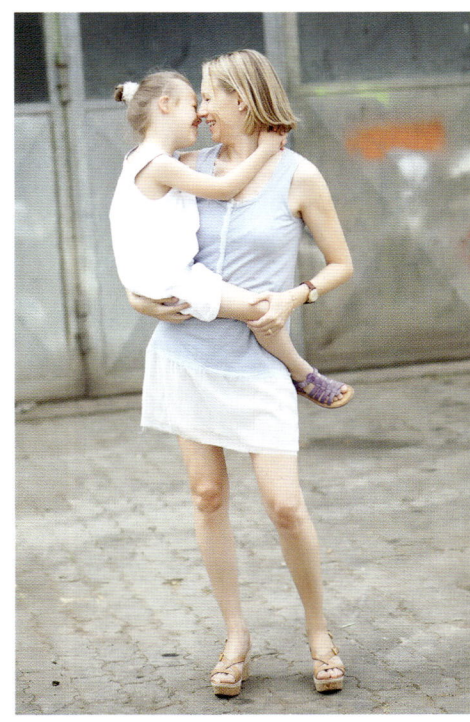 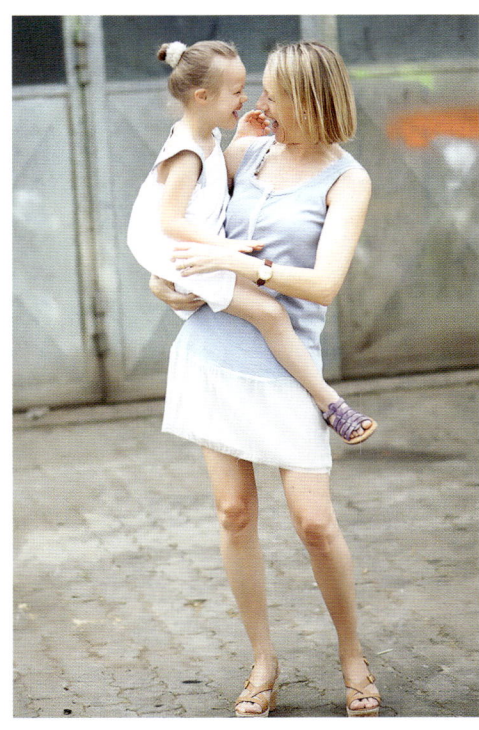
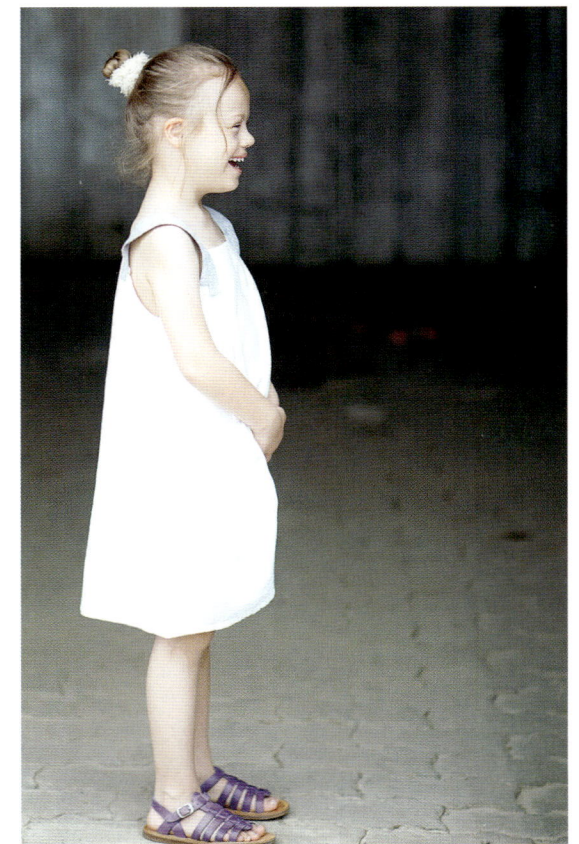 

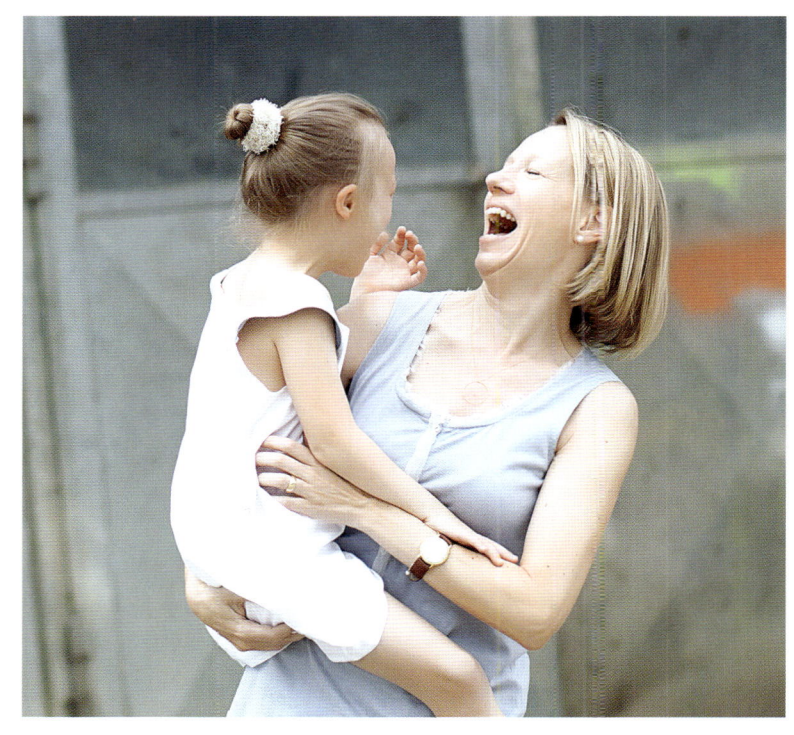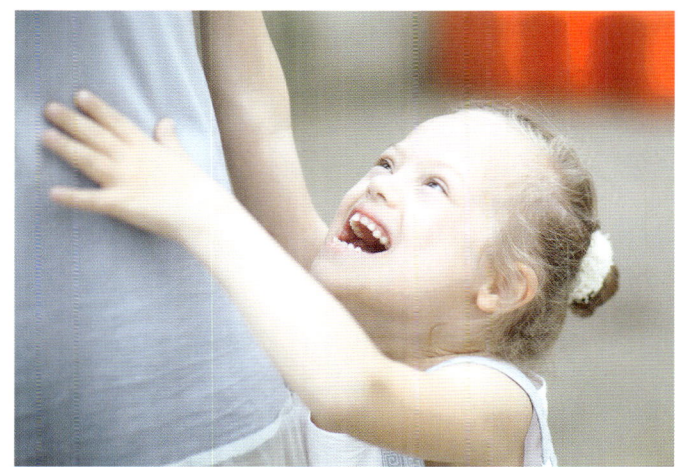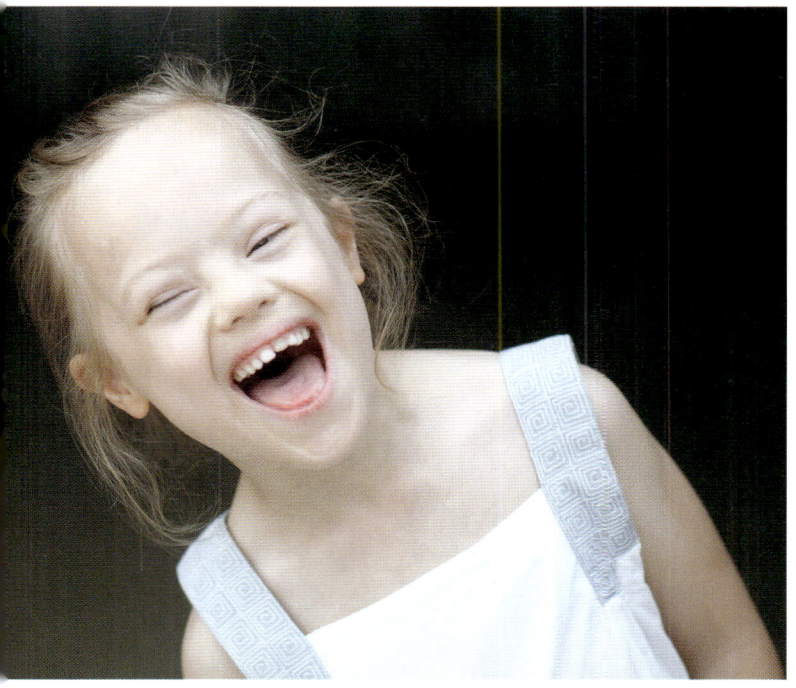

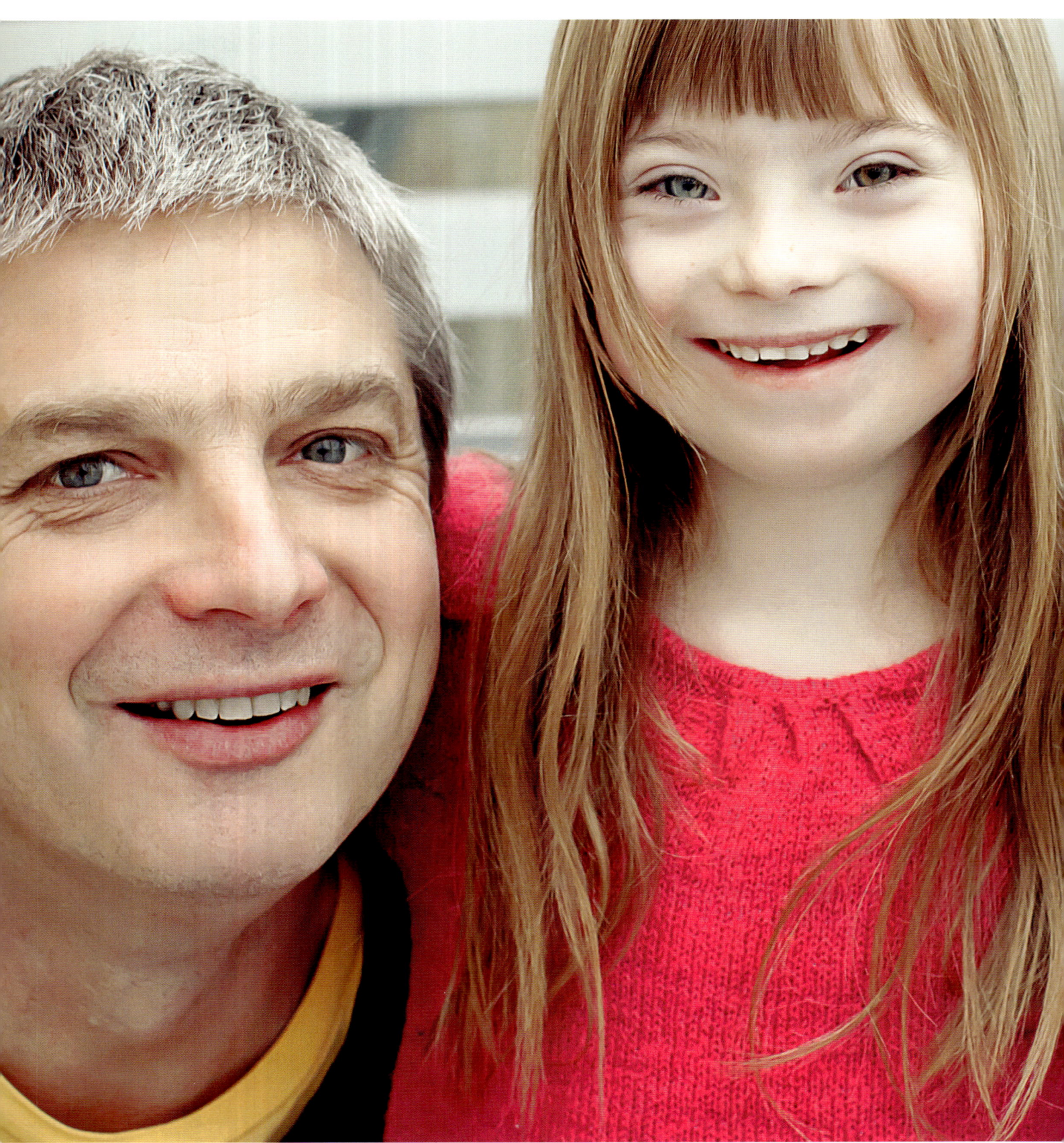

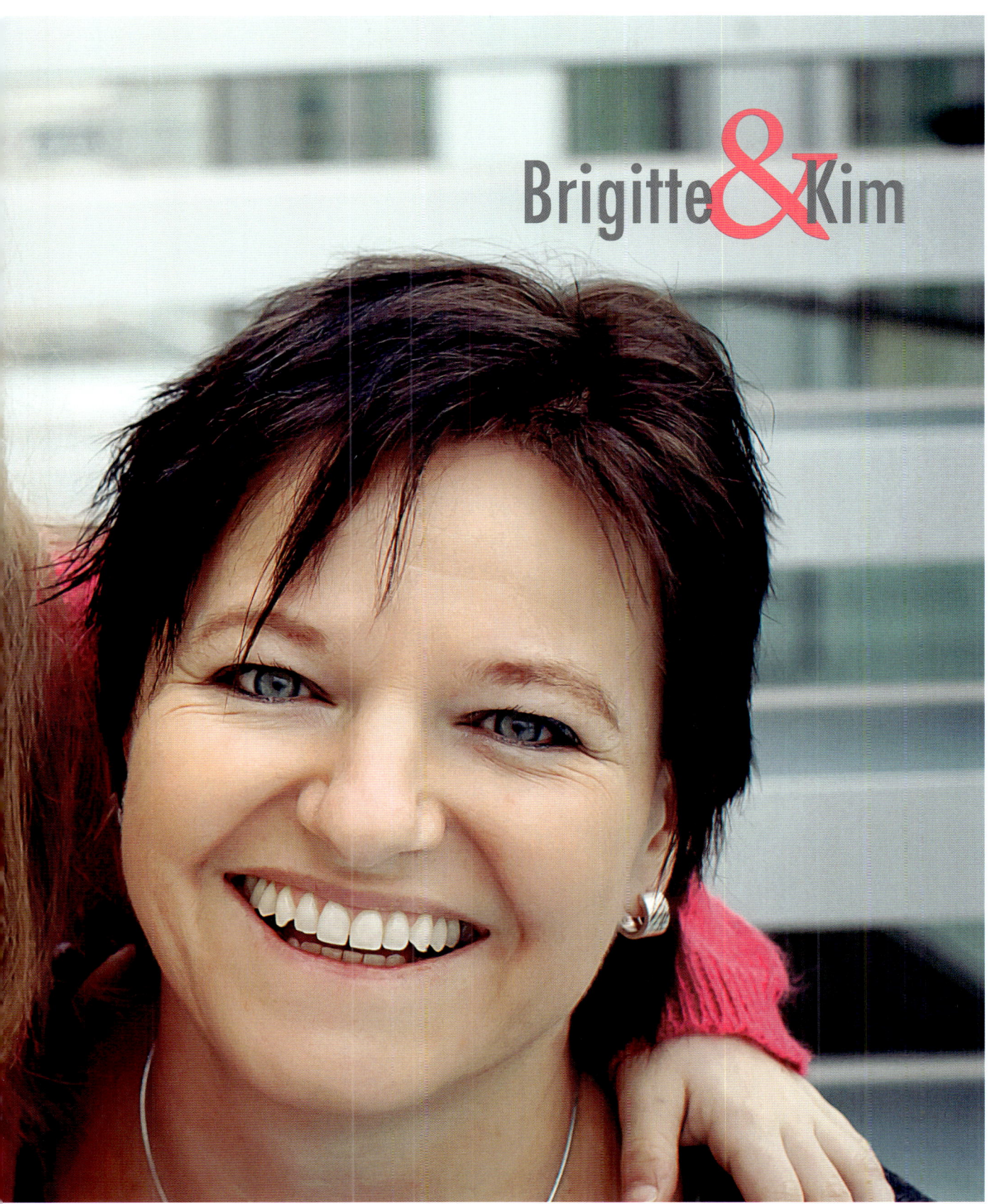

Brigitte & Kim

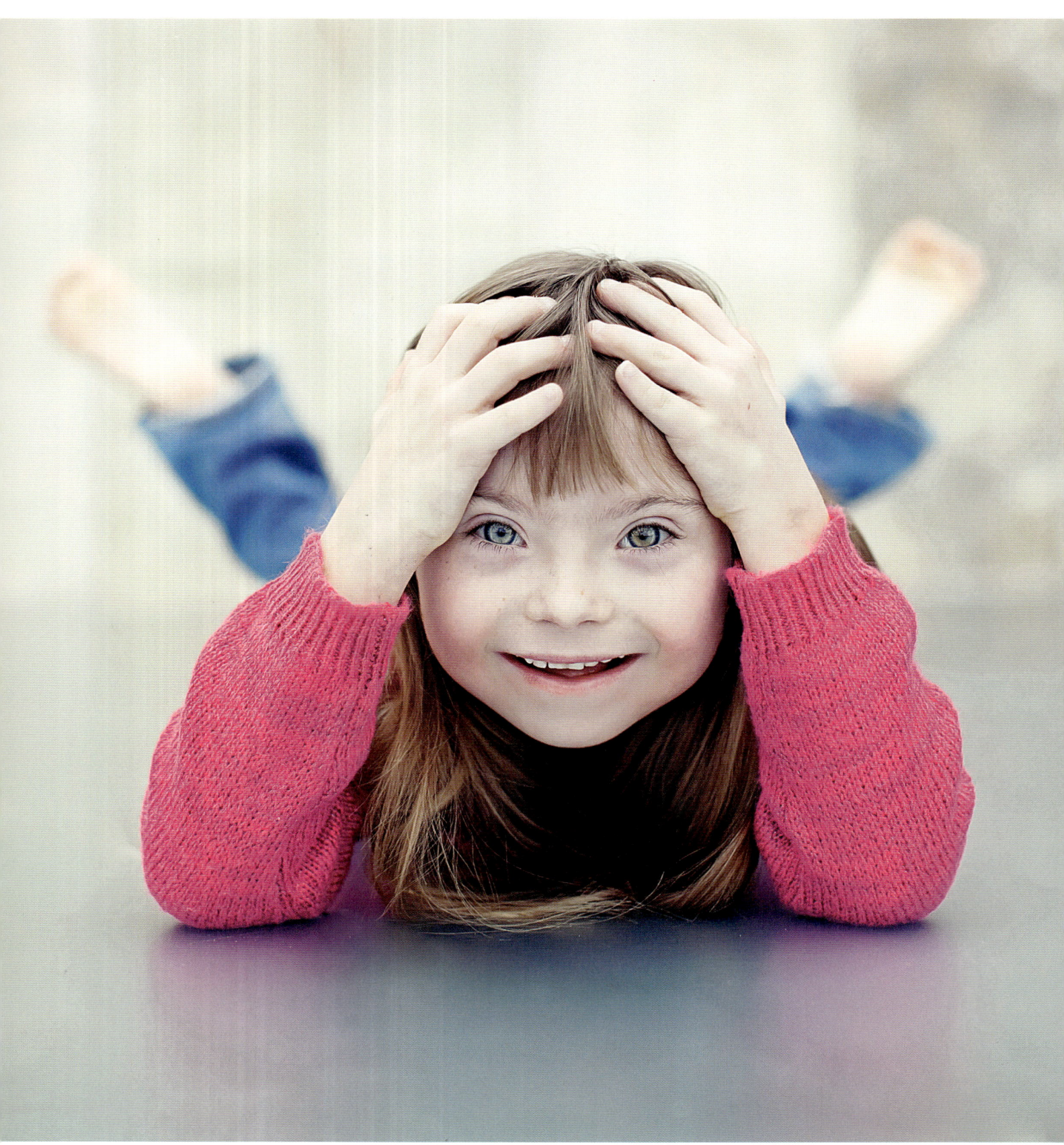

GLÜCKSMOMENTE
Von Brigitte Wespi

Neulich kam Kim von der Schule nach Hause und sagte ganz unverhofft zu mir: „Mama, ich bin glücklich"! Gibt es etwas Schöneres, als einen so wunderbaren Satz von seinem Kind zu hören? Ihre Aussage hat mich veranlasst, über mein eigenes Befinden nachzudenken, speziell in Bezug auf Kim. Ich kam zu demselben Ergebnis, auch ich kann sagen: Ich bin glücklich! Kim ist für mich ein riesiges Geschenk. Ihre Lebensfreude und die positive Energie, die sie ausstrahlt, möchte ich keinen Tag in meinem Leben missen.

Schon immer hatte ich mir gewünscht, einmal ein Mädchen zu bekommen; ein hübsches, keckes Mädchen, mit dem ich zusammen lachen kann. Lange wurde mir dieser Wunsch verwehrt. Aber dann, vor inzwischen acht Jahren, habe ich genau dieses Mädchen erhalten. Kim ist eine kleine Schönheit, sie ist charmant, aufgeweckt, ehrlich und liebenswert und hat einen herrlichen Humor. Dass sie das Down-Syndrom hat, spielt inzwischen für mich keine Rolle mehr.

Seit letztem Sommer besucht Kim die erste Klasse der Regelschule bei uns im Dorf. Sie macht mit großem Ehrgeiz mit und ist sichtlich stolz, eine Schülerin zu sein. Sie hat sich schnell in den Schulalltag eingelebt und fühlt sich wohl. Besonders freut mich, dass sie Freundinnen gefunden hat. Wenn die Schule aus ist, warte ich jeweils ein Stück von der Schule entfernt, um sie den restlichen Heimweg zu begleiten. Täglich rennt sie mir mit einem fröhlichen Lachen entgegen. Es ist toll, sie so freudestrahlend und glücklich zu sehen.

Lesen und schreiben lernen macht ihr besonders Spaß. Tatsächlich hat Kim Bücher schon immer geliebt. Als sie kleiner war, hat sie jeweils in allem geblättert, was Seiten hatte. Es durfte auch mal ein dickes Telefonbuch sein ... Inzwischen ist sie anspruchsvoller geworden. Auf die Frage: „Was wünschst du dir zum Geburtstag?" kommt fast immer die gleiche Antwort – ein Buch.

Glücklicherweise hat ihre Schule eine eigene Bibliothek. Dort kann Kim sich umsonst Bücher ausleihen, maximal fünf Stück aufs Mal. Eigentlich darf man die Bücher für einen Monat nach Hause nehmen. Das ist ihr aber viel zu lange. Sie liebt die Bibliothek und will wöchentlich hin. Und wie viele Bücher leiht sie sich aus? Natürlich, jede Woche fünf Stück. Zu Beginn des Schuljahres lieh sie sich hauptsächlich Bilderbücher mit wenig Text aus. Inzwischen sind auch immer eines oder zwei „Leserabe"-Erstlesebücher dabei. Gemeinsam lesen und stöbern wir dann täglich in diesen Büchern – ein Moment, der uns beiden viel bedeutet.

Kim will nun immer und überall lesen. Bei jeder Gelegenheit versucht sie, Geschriebenes zu entziffern. An keiner Leuchtreklame, keinem Plakat können wir vorbei gehen, ohne dass Kim sich davor stellt und liest, was dort geschrieben steht – mit mehr oder weniger Erfolg. Die Werbung, oft gespickt mit englischen Worten, macht es ihr nicht gerade leicht, was von meiner Seite schon für viele Lacher gesorgt hat!

Natürlich ist auch bei uns nicht alles immer nur eitel Sonnenschein. Manchmal ärgere ich mich zünftig und wir streiten auch gerne einmal. Spätestens aber, wenn ich beim Zubettgehen noch einmal nach Kim schaue und ich dieses süße, friedlich schlafende Kind sehe, ist aller Streit und sind alle Sorgen vergessen und ich fühle ein unbeschreibliches Glücksgefühl und unendliche Dankbarkeit.

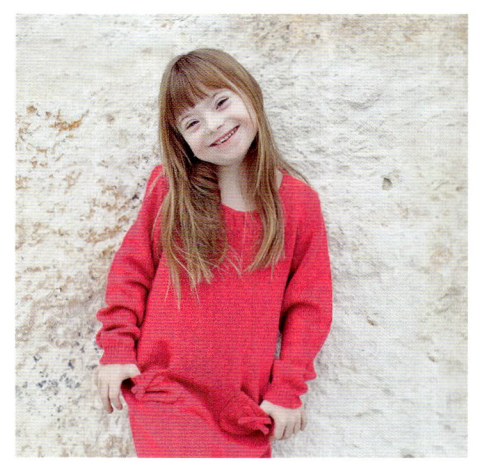
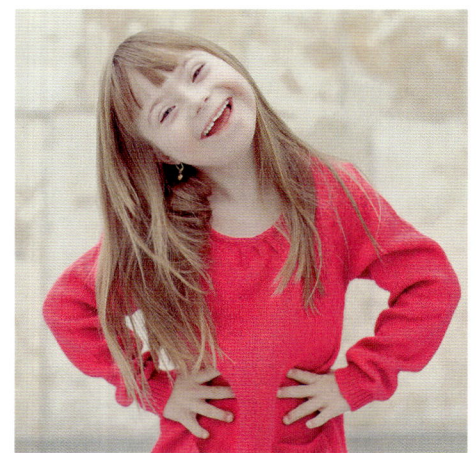
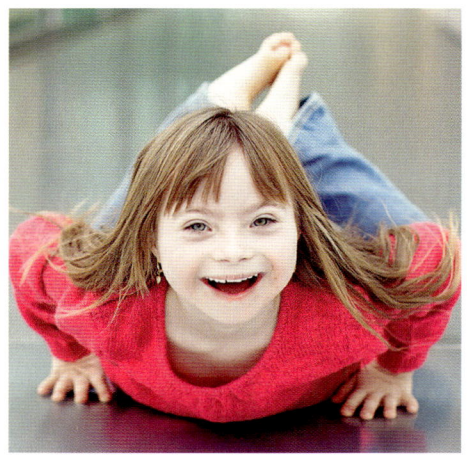
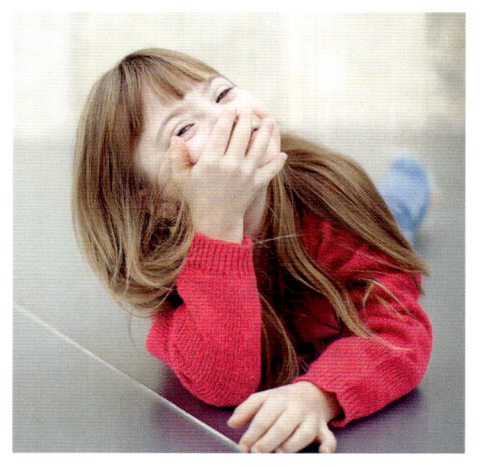
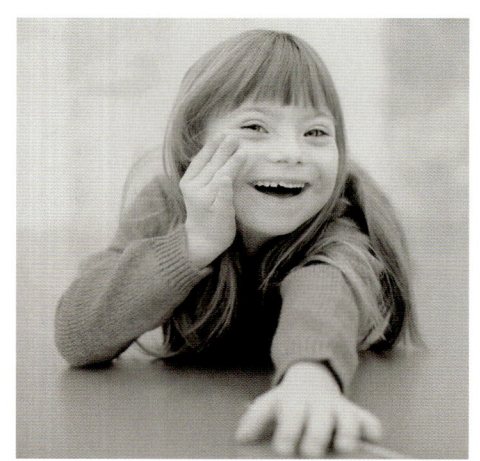
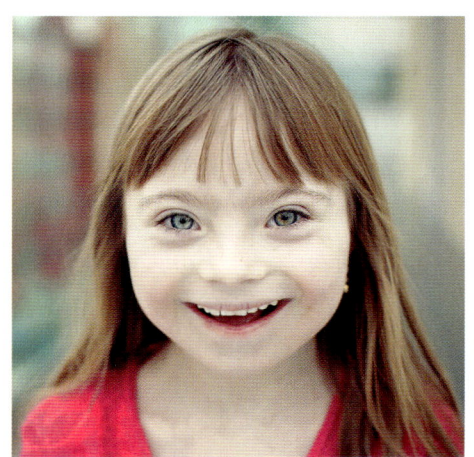
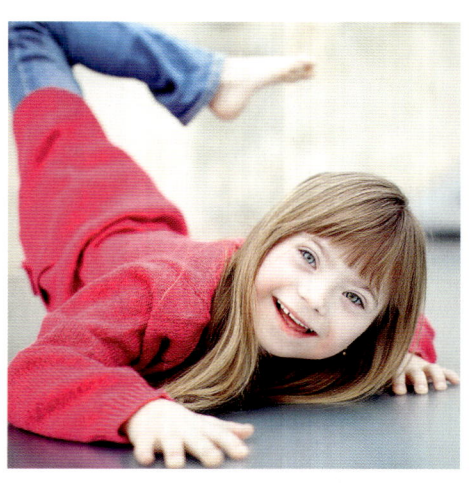
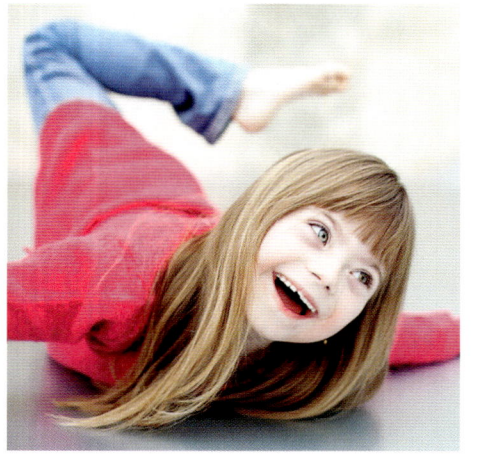
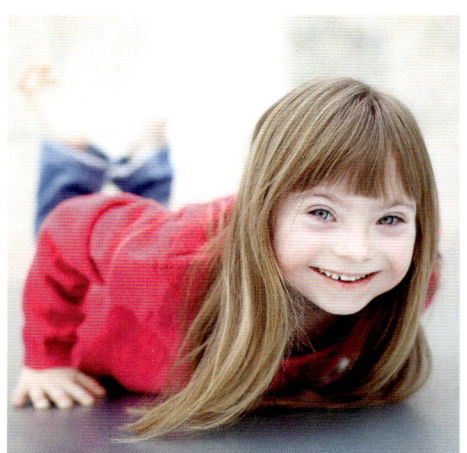

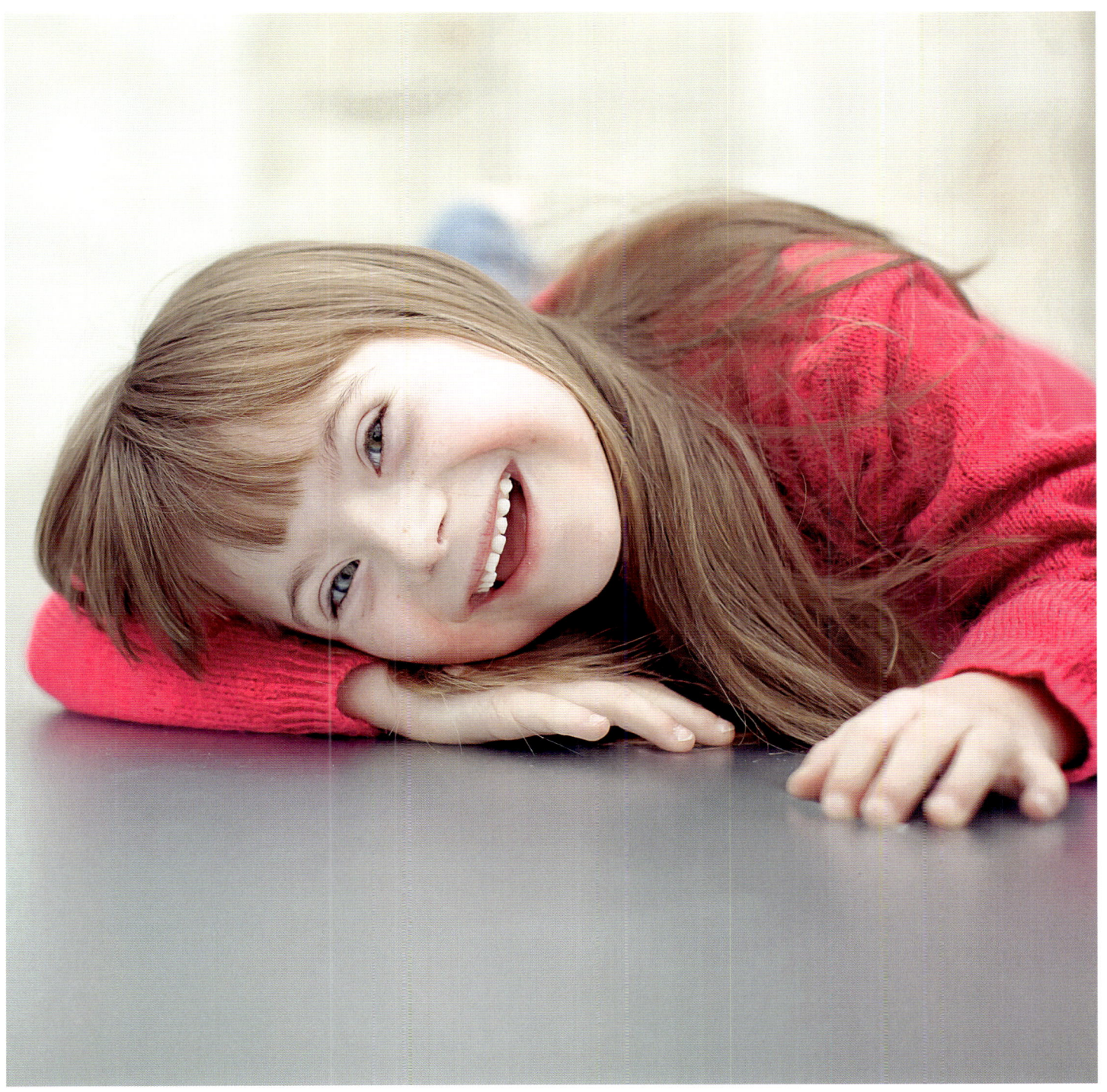

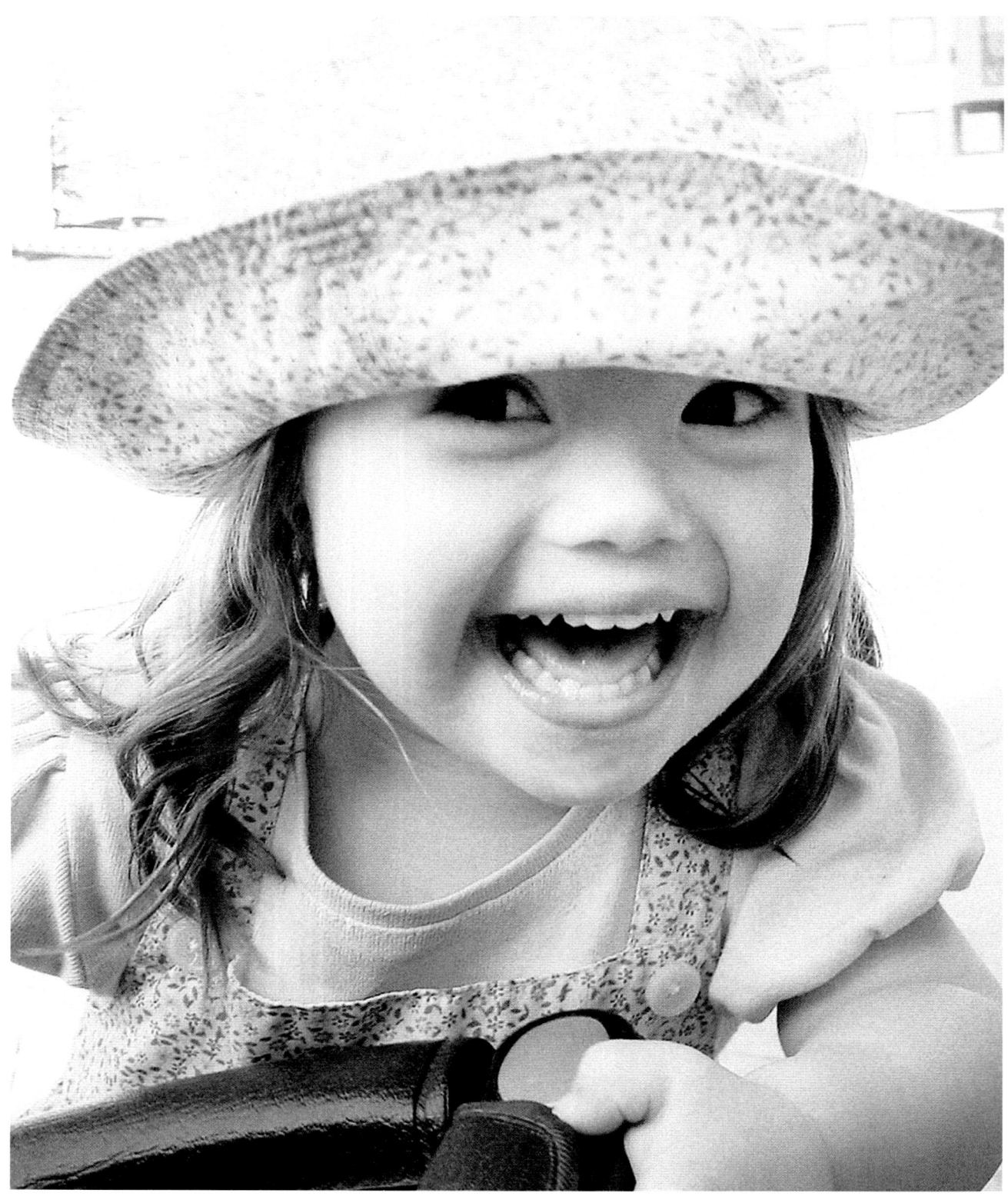

LIEBE CONNY

Ich möchte Danke sagen für die schönen und positiven Fotos von Down-Syndrom-Kindern und deren Familien auf Deiner Homepage. Wir selbst haben die Diagnose vor kurzem erhalten und uns nach vielem Hin und Her gegen einen Spätabbruch entschieden. Nach wie vor bin ich fassungslos und tue mich sehr schwer, die Diagnose zu akzeptieren. Eine heile Welt ist zusammengebrochen und ich habe das Gefühl, nie mehr glücklich sein zu können, verbunden mit Riesenängsten und Unsicherheiten. Deine Homepage mit den positiven Bildern sowie Dein Blog sind momentan das einzige, das mir etwas Zuversicht gibt, zumindest zeitweise. Ich hoffe, ich schaffe es auch eines Tages, so positiv mit der Situation umzugehen, wie Du es kannst ... Falls Du ein paar Tipps und Tricks hast, wäre ich dafür sehr dankbar ...

Herzlichen Dank dafür mit Grüßen ins Schwabaländle,

Anna

Liebe Anna,

zuerst einmal ganz lieben Dank für Deine Mail und Deine wunderbaren, motivierenden Zeilen, ich habe mich sehr darüber gefreut.

Vor elf Jahren erging es mir genauso wie Dir. Für uns ist damals eine Welt zusammengebrochen, und ich war überzeugt, nie mehr glücklich sein zu können. Ich hatte völlig überholte Klischeebilder im Kopf und wusste, ehrlich gesagt, überhaupt nichts über das Down-Syndrom. Ich glaube, die ersten drei Tage nach der Diagnose habe ich ununterbrochen geweint. Meine postnatale Depression gab mir noch den Rest und irgendwann befand ich mich ganz, ganz unten in einem tiefen, dunklen Tal.

Rückblickend denke ich immer, wenn ich damals bloß schon gewusst hätte, was ich heute weiß, dann hätte ich mir so viele Tränen und Ängste ersparen können. Aber es gibt leider keine Abkürzung aus dem Tal. Man muss den Weg gehen. Und jeder hat sein eigenes Tempo. Manche finden schneller nach oben ans Licht, andere bleiben länger unten. Die, die schneller auf den Berg gelangen, sind meistens ausgestattet mit gutem Schuhwerk, einem stabilen Stock und dem richtigen Reiseführer. Ohne meine Freunde und Familie hätte ich es nicht geschafft. Es hat mir wahnsinnig geholfen, mit ihnen über all meine „schwarzen Gedanken" zu sprechen. Einfühlend und unterstützend haben sie mir geholfen, aus diesem Gedankenteufelskreis auszubrechen. Sie haben mir Mut gemacht und mich immer wieder an meine Stärken erinnert.

Irgendwann sagten mein Mann und ich uns: Wir krempeln jetzt die Ärmel hoch – zusammen schaffen wir das. So langsam gewann ich wieder an Lebensfreude und Zuversicht. Aber nicht zuletzt war es unsere Tochter Juliana, die uns den Weg gezeigt hat. Unsere Liebe ist von Tag zu Tag gewachsen. Und die kleine Maus wurde immer süßer. Mit drei Monaten hat sie mich dann das erste Mal angelächelt, diesen Moment unsagbaren Glücks werde ich nie vergessen.

Juliana hat mich zu einem besseren Menschen gemacht. Manchmal denke ich, bevor sie auf die Welt kam, muss ich mit Scheuklappen durchs Leben gelaufen sein. Durch sie habe ich gelernt, über den Tellerrand zu schauen. Ich glaube, früher habe ich nur schwarz/weiß gesehen. Heute freue ich mich über die Vielseitigkeit und die vielen bunten Farben in unserer Welt. Über die Einzigartigkeit und Einmaligkeit der Menschen. Durch meine Tochter bin ich gelassener geworden. Es muss nicht immer alles perfekt sein. Äußerlichkeiten sind nicht mehr so wichtig. Viele materielle Dinge haben ihre Wichtigkeit verloren. Ich rege mich nicht mehr über jede Kleinigkeit auf. So manches Problem, das mich früher im Alltag auf die Palme gebracht hat, hat sich relativiert. Ich bin humorvoller geworden und kann über mich selbst lachen. Ich sehe immer zuerst das Gute im Menschen, auch wenn es manchmal erst auf den zweiten Blick erkennbar ist. Durch Juliana habe ich meine Berufung zum Beruf gemacht und bin Fotografin geworden. Ich habe so viele wunderbare Menschen kennen gelernt, die mein Leben bereichern.

Ich habe erst viel später begriffen, dass das alles einen tiefen Sinn hatte. Juliana hat mir geholfen, über mich selbst hinauszuwachsen, und mich zu dem Menschen gemacht, der ich heute bin. Und darüber bin ich nicht nur glücklich, sondern auch ein wenig stolz.

Liebe Anna, ich wünsche Dir ganz viel Kraft, Mut und Zuversicht für die kommende Zeit. Lass alle Tränen raus, das ist wichtig. Und nimm Dir die Zeit, die Du brauchst. Auch wenn Du manchmal vielleicht keinen klaren Gedanken fassen oder keine Entscheidung fällen kannst. Es wird die Zeit kommen, da weißt Du, was zu tun ist und welcher Weg zu gehen ist. Aber gehe diesen Weg bitte nicht alleine, sondern mit den richtigen Freunden. Die Freunde, die Dir Mut zusprechen und Dich wieder an Deine Stärken erinnern. Und meide die Freunde, die Dir den Wind aus den Segeln nehmen und Energie rauben und Dich mit ihren negativen Gedanken noch weiter runterziehen. Auch wenn Du momentan vielleicht alles als trostlos, tragisch oder entsetzlich empfindest, glaube mir, bald wirst Du wieder nach vorne blicken, dem Ganzen eine Bedeutung geben können und positive Gefühle wie Dankbarkeit, Freude, Hoffnung, Stolz und Gelassenheit empfinden.

Ich würde mich freuen, irgendwann einmal wieder von Dir und Deiner kleinen Familie zu hören. Bis dahin,

alles Liebe,

Conny

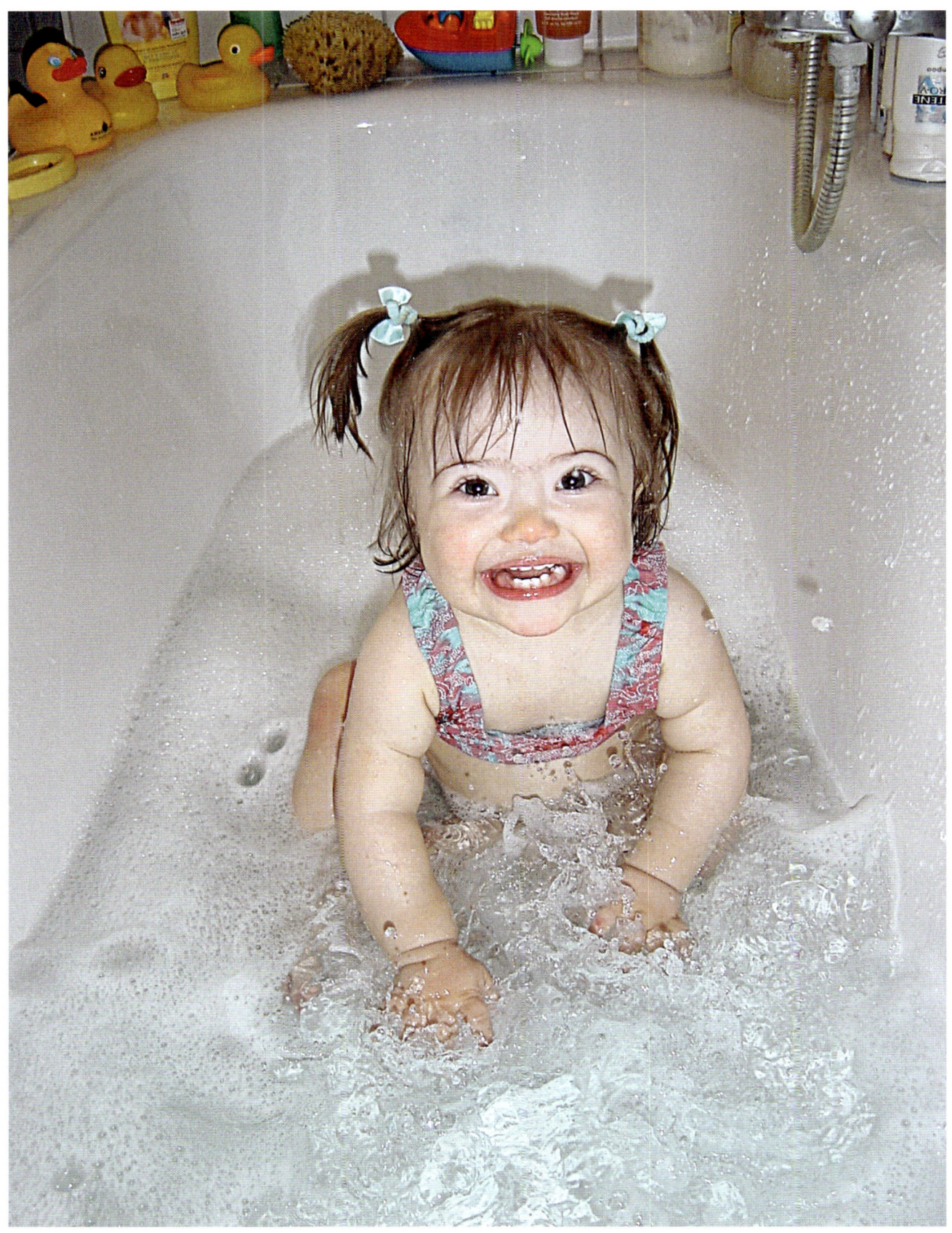

WILLKOMMEN IN HOLLAND
Von Emily Perl Kingsley

Ich werde oft gefragt, wie es ist, ein Kind mit einer Behinderung zu haben. Um Leuten, die diese einzigartige Erfahrung nicht kennen, zu erklären, wie es sich anfühlt, erzählte ich dann gerne eine Parabel. Das ist so ...

Wenn du ein Baby bekommst, ist es so, als ob du dich auf eine phantastische Reise begibst – nach Italien. Du kaufst dir einen Stapel Reiseführer und machst wundervolle Pläne. Das Kolosseum. Michelangelos David. Die Gondeln in Venedig. Du lernst bestimmt auch ein paar italienische Wörter. Es ist alles ziemlich aufregend. Nach monatelangen Vorbereitungen kommt dann endlich der große Tag. Du packst deine Koffer und die Reise geht los. Einige Stunden später landet das Flugzeug. Die Stewardess betritt die Kabine und sagt: „Willkommen in Holland!"

„Holland?!", fragst du. „Wie bitte? Ich habe doch einen Urlaub nach Italien gebucht! Ich bin unterwegs nach Italien. Mein ganzes Leben habe ich davon geträumt, nach Italien zu fliegen." Aber es hat eine Flugplanänderung gegeben. Der Flieger ist in Holland gelandet, und hier wirst du nun auch bleiben.

Wichtig ist: Du bist nicht an einem schrecklichen, widerlichen, dreckigen Ort gelandet, voller Seuchen, Hungersnot und Leiden. Es ist einfach ein anderer Ort.

Du musst also losgehen und dir neue Reiseführer besorgen. Und du musst eine völlig neue Sprache erlernen. Und du wirst eine ganz neue Gruppe von Menschen treffen, die du sonst niemals kennen gelernt hättest. Es ist nur ein anderer Ort. Hier ist alles ein wenig langsamer als in Italien, weniger glitzernd als in Italien. Aber wenn du eine Zeit lang da bist und etwas verschnauft hast, schaust du dich um ... und bemerkst, dass es in Holland Windmühlen gibt ... und Tulpen. In Holland gibt's sogar Rembrandts.

Aber jeder, den du kennst, ist damit beschäftigt, nach Italien und wieder zurück zu reisen. Und alle schwärmen davon, was für eine wunderbare Zeit sie dort hatten. Für den Rest deines Lebens wirst du sagen: „Ja, da wollte ich auch hin. So hatte ich es auch geplant." Und der Schmerz darüber wird niemals – nie – verschwinden. Denn der Verlust dieses Traumes ist ein sehr großer Verlust.

Aber ... wenn du dein Leben lang darüber klagst, dass du nicht in Italien gelandet bist, wirst du niemals bereit sein, die sehr besonderen und sehr liebenswerten Seiten Hollands zu genießen.

Emily Kingsley *ist eine der Autorinnen der amerikanischen „Sesamstraße". Es ist nicht zuletzt ihr Verdienst, dass in dieser Sendung seit fast vierzig Jahren immer wieder Kinder mit besonderen Bedürfnissen auftreten.*

Emily Kingsleys Sohn Jason wurde 1974 mit Down-Syndrom geboren. Damals rieten die Geburtshelfer, allen Freunden und Verwandten zu erzählen, er sei gleich nach der Geburt gestorben, und ihn dann in einem Heim unterzubringen. Die Ärzte meinten auch, er würde wohl niemals seine Eltern erkennen, geschweige denn laufen, sprechen, lesen und schreiben können. Was für ein Schock muss es wohl für diese Experten gewesen sein, zwanzig Jahre später Jasons Buch Count Us In: Growing Up With Down Syndrome *in die Hände zu bekommen, das er zusammen mit seinem Freund Mitchell Levitz (auch er hat Down-Syndrom) geschrieben hat? Jason hat einen High-School-Abschluss, arbeitet in einer Bibliothek und lebt in seiner eigenen Wohnung in der Nähe von New York.*

Emily Kingsley ist nicht nur für die „Sesamstraße" aktiv. Als Mutter eines Kindes mit Down-Syndrom ist sie auch äußerst engagiert, hält Vorträge und berät andere Eltern. „Willkommen in Holland" entstand 1987, als sie einer frischgebackenen Mutter eines Babys mit Down-Syndrom im Krankenhaus Mut zusprach. Ihr Essay wurde inzwischen in viele Sprachen übersetzt und veröffentlicht. Ein Elternpaar, das während der Schwangerschaft erfuhr, dass ihr Kind Down-Syndrom haben wird, erhielt dadurch so viel Auftrieb und Mut, dass es seine Tochter Holland Abigail nannte und die Wände und Fenster des Kinderzimmers mit Tulpen und Windmühlen bemalte.

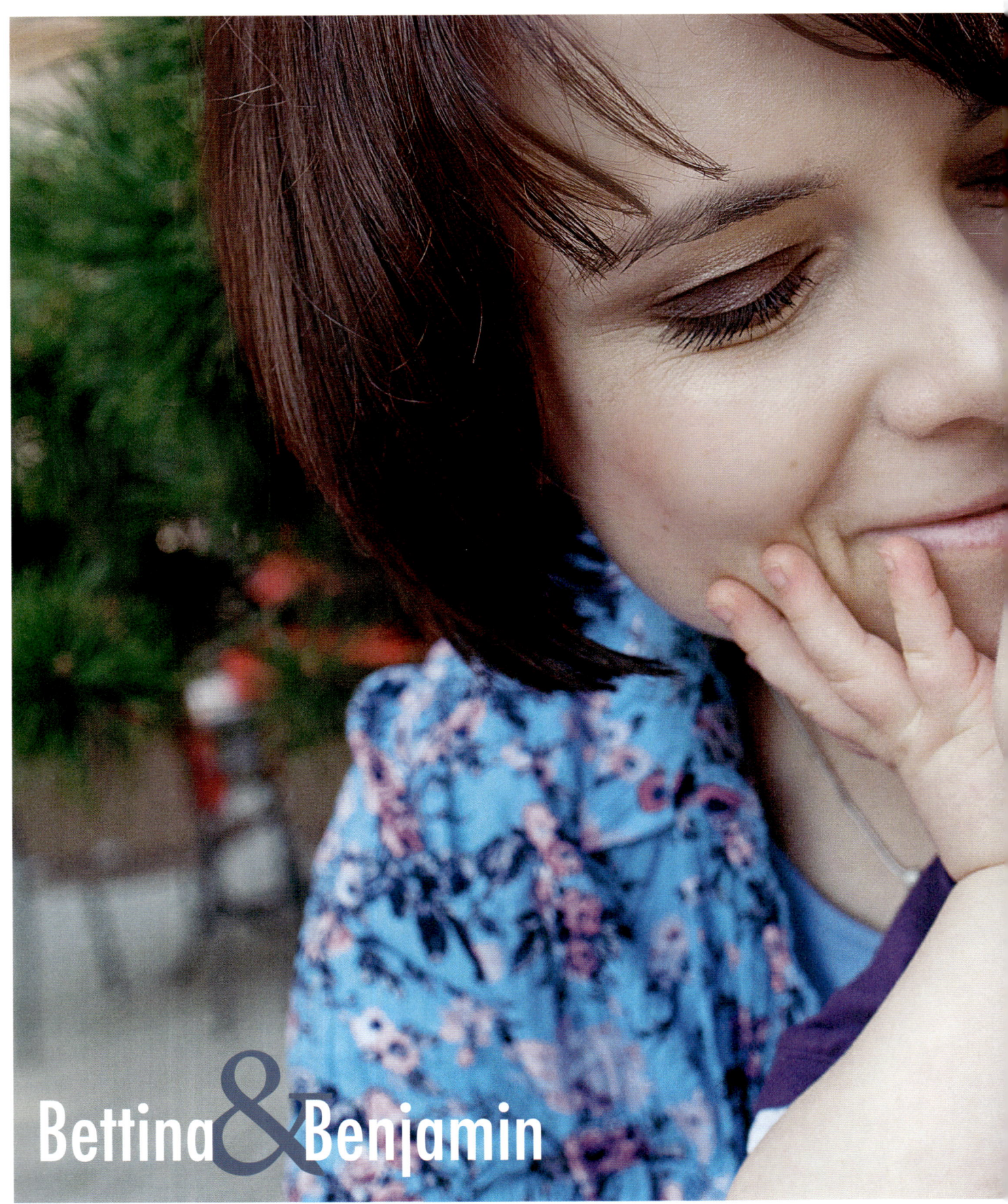

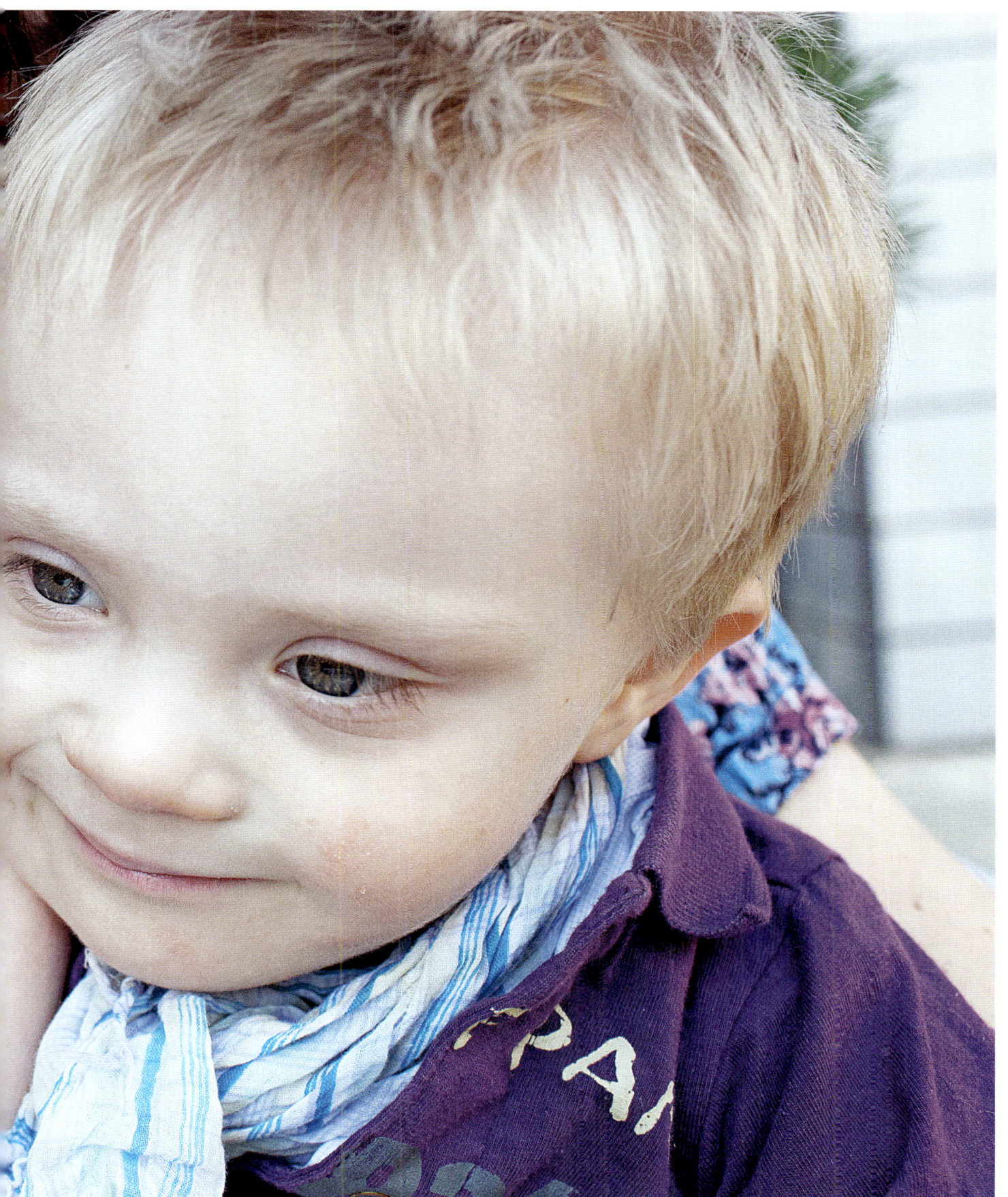

KLEINER SONNENKÖNIG
Von Bettina Lühning

Eigentlich ist unser Sohn Wahlfranzose und heißt „Bääschamää". Im ersten Lebensjahr war er bereits in Paris, Versailles und an der Loire. Das kann nicht jeder Neugeborene von sich behaupten. In diesen kulinarisch sehr abwechslungsreichen Zeiten an der Brust hat er sich über die Muttermilch zu einem Gourmet für französisches Essen, insbesondere fürs Frühstück, entwickelt: Café und Croissant, auch heute noch seine erklärte Leibspeise. Es amüsiert uns köstlich, wenn er in der Bäckerei mit seinem kehligen Dialekt „Dosson" sagt und freudestrahlend seine Beute bezahlt.

Bääschamää ist mit seinen vier Jahren ein charmantes, hübsches und sehr lernbegieriges Kerlchen, das eine ihm ganz eigene Ruhe und Gutmütigkeit ausstrahlt, mit der er jedoch unerschütterlich seinen Willen durchsetzt. Wenn ich damals gewusst hätte, was für ein entzückender, kleiner Junge er werden würde, wie viele Sorgen und Ängste hätte ich mir sparen können. Wahrscheinlich muss jeder diesen Weg selbst gehen, um das später verstehen zu können.

2008 sollte das Jahr von meinem Mann und mir werden. Im Mai haben wir geheiratet, ich war schwanger und mein Mann hatte seine Zulassungsprüfungen bestanden. Alles lief perfekt. Die Schwangerschaft verlief absolut komplikationslos ohne Auffälligkeiten, wir sollten laut der Ultraschallbilder einen Jungen bekommen. Beim Namen waren wir uns schnell einig: Unser Wunschkind sollte Benjamin heißen, das bedeutet „Sohn der Freude".

Und dann kam der kleine Mann etwa vier Wochen zu früh auf die Welt, mit einem klitzekleinen Chromosom mehr als geplant, und mein Traum vom perfekten Glück zerbrach in tausend Stücke. Ich überlegte mir, einen anderen Namen für mein Kind auszusuchen, weil die Bedeutung für mich nicht mehr passte. Ich fiel in ein riesengroßes Loch, fragte mich, warum es ausgerechnet mich trifft, ein behindertes Kind zu haben. Das war für mich das Schlimmste, was einem im Leben passieren kann.

Heute glaube ich, dass ich damals ein perfektes Teil der Leistungsgesellschaft war, in dem das „Nichtperfekte" keinen Platz hat. Ich kannte in meinem Bekanntenkreis niemanden, bei dem ein Kind nicht „normal" und gesund zur Welt kam, die üblichen Floskeln auf den Geburtsanzeigen sprengend, und fühlte mich vom Schicksal oder von Gott hintergangen.

Warum ich? Die Frage quälte mich lange und so sehr, dass ich im ersten Jahr Schwierigkeiten hatte, Benjamin richtig lieb zu haben. Ich hatte ihn so nicht bestellt. Ich trauerte um mein blondes, blauäugiges, perfektes Wunschkind. Das tat mir am meisten weh, dass ich ihn aufgrund seines „Programmfehlers" nicht vorbehaltlos lieben konnte.

Wir bekamen von unserem Umfeld viel Zuspruch; andere Mütter mit Kindern mit Down-Syndrom lächelten und meinten nur: „Unsere Kinder zeigen uns den Weg". Ich glaubte damals, dass das auf mich nie zutreffen würde.

Rückblickend betrachtet, kam doch vieles anders als befürchtet. Benjamin ist gesund und hat mir in den letzten vier Jahren tatsächlich gezeigt, wie vorbehaltlos lieben geht. Mit jedem Entwicklungsschritt näherte ich mich ihm mehr und mehr an. Und ich bin ihm dankbar für seine Geduld, dass ich durch ihn so weit gekommen bin, und seine bedingungslose Liebe, die er mir jeden Tag zeigt.

Mein Mann und ich haben schon viel mit Benjamin gelacht. Wir sind dankbar, dass es ihn gibt und er seine Besonderheit in meinem Bauch so gut vor uns versteckt hat. 2010 kam Benjamins Schwester Maja auf die Welt, „normal" und gesund. Ich sehe bei ihr vieles gelassener, als ich es wohl ohne Benjamin je gesehen hätte. Sie muss nicht perfekt sein, genauso wenig wie Benjamin. Beide sind wunderbar so, wie sie sind. Danke, kleiner Sohn der Freude, dass ich das von dir lernen durfte! Und Bääschamää, wir sollten mal wieder nach Frankreich …

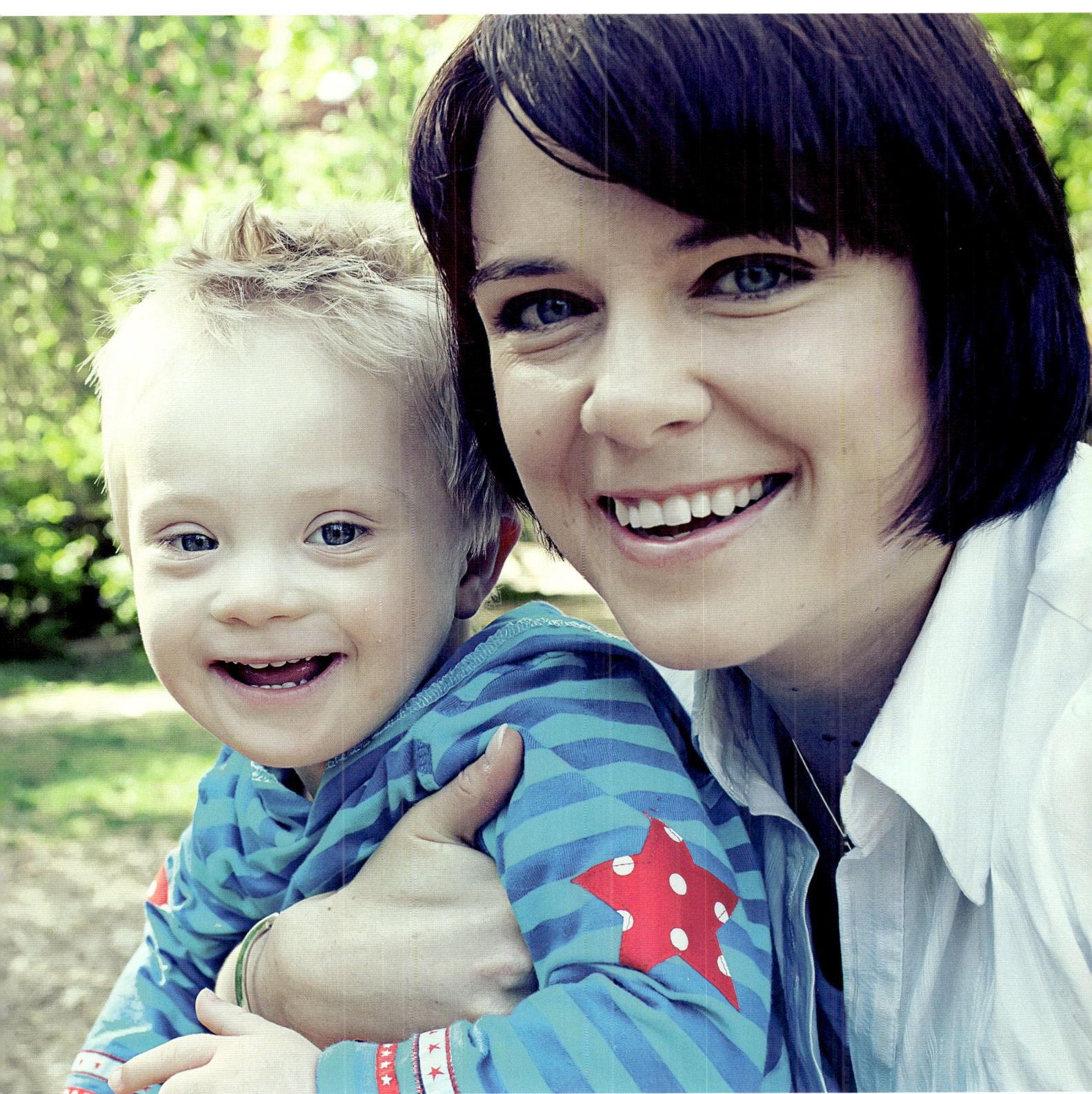

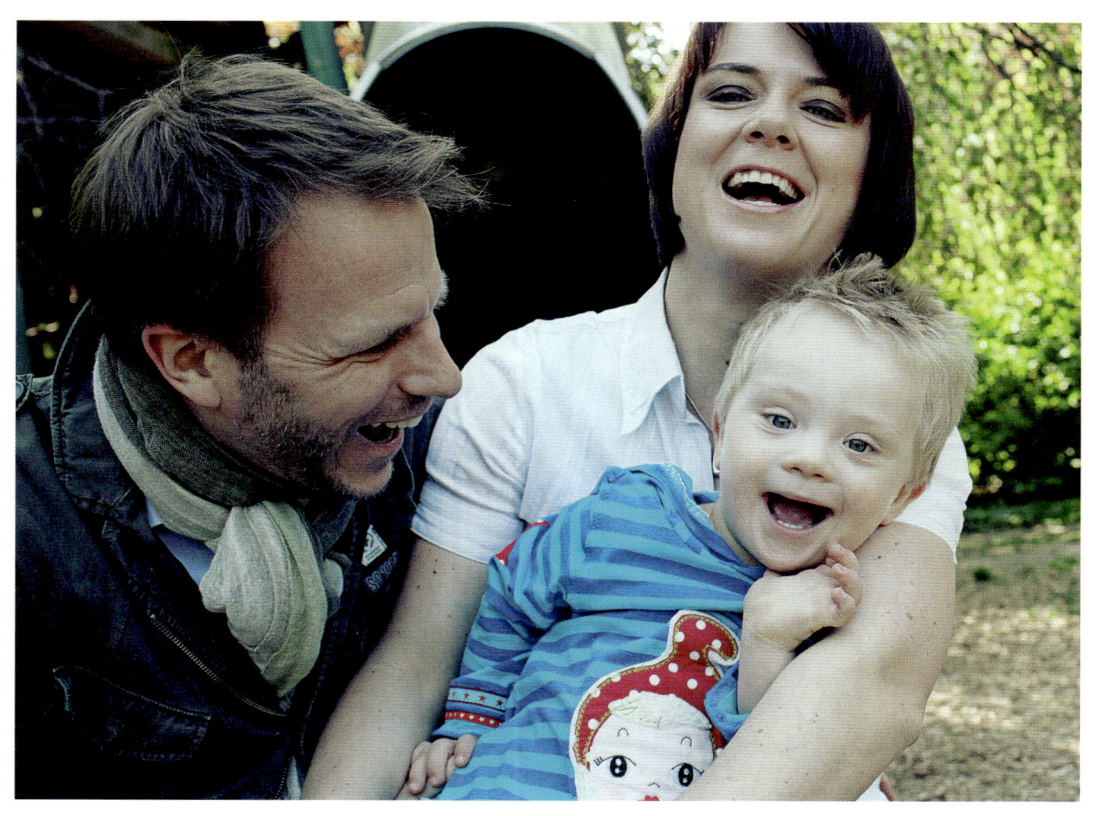
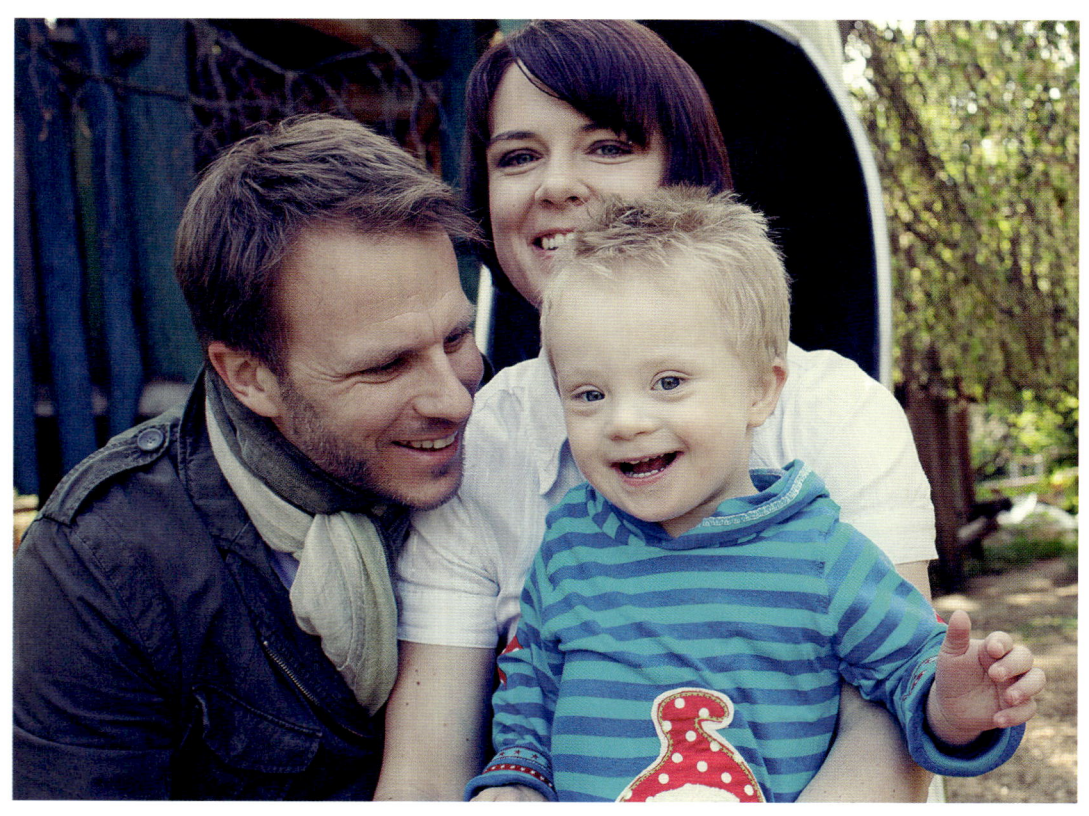

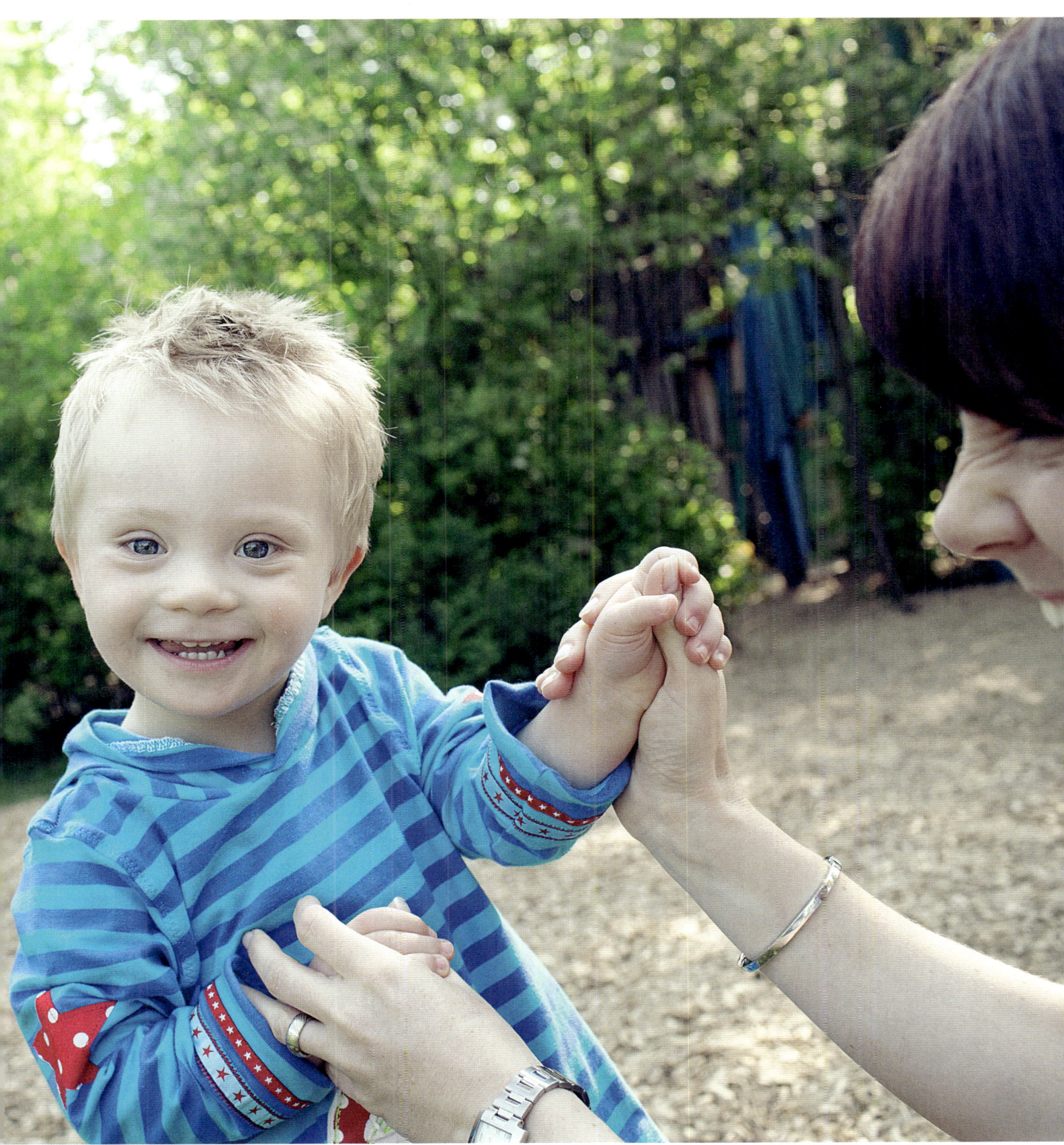

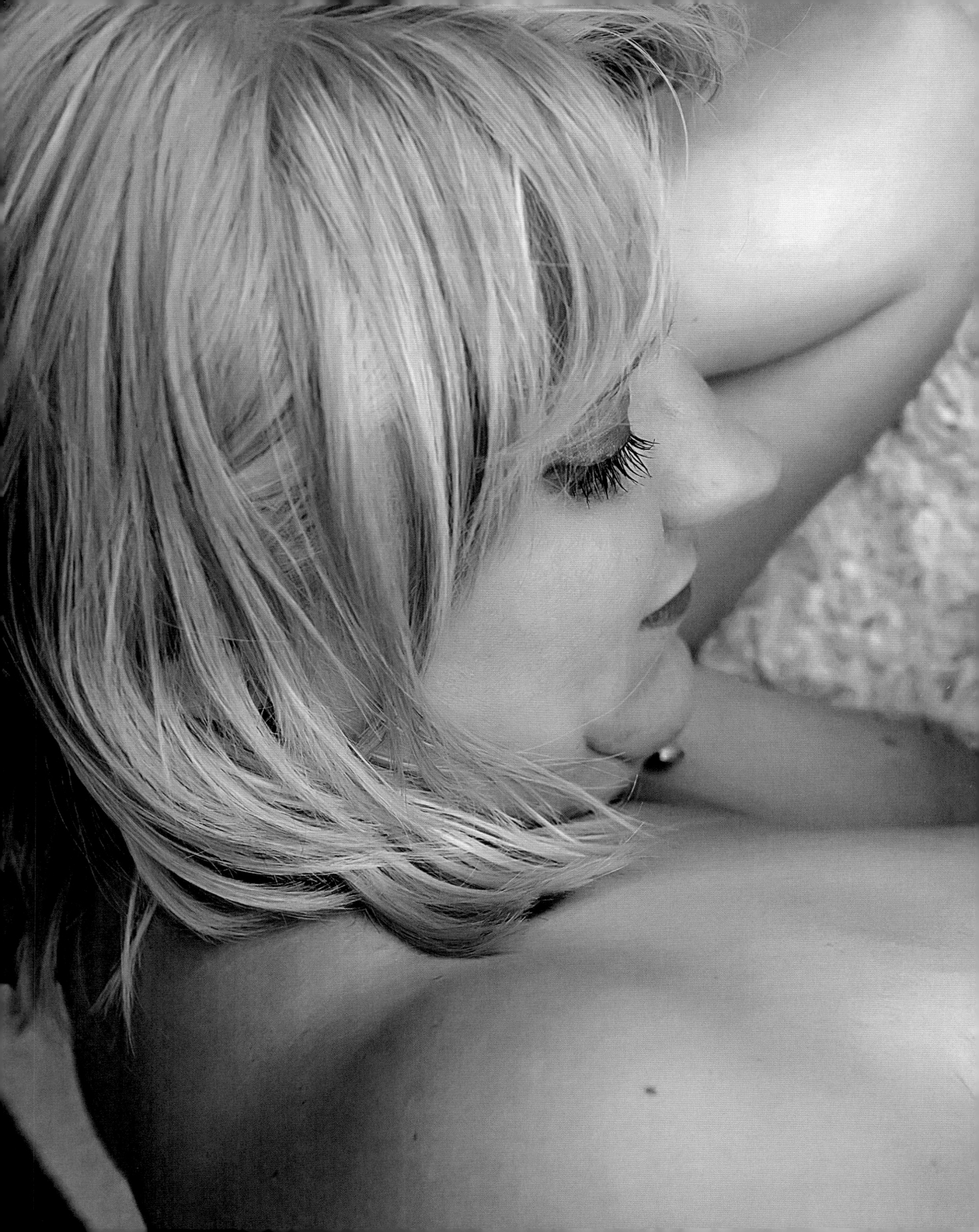

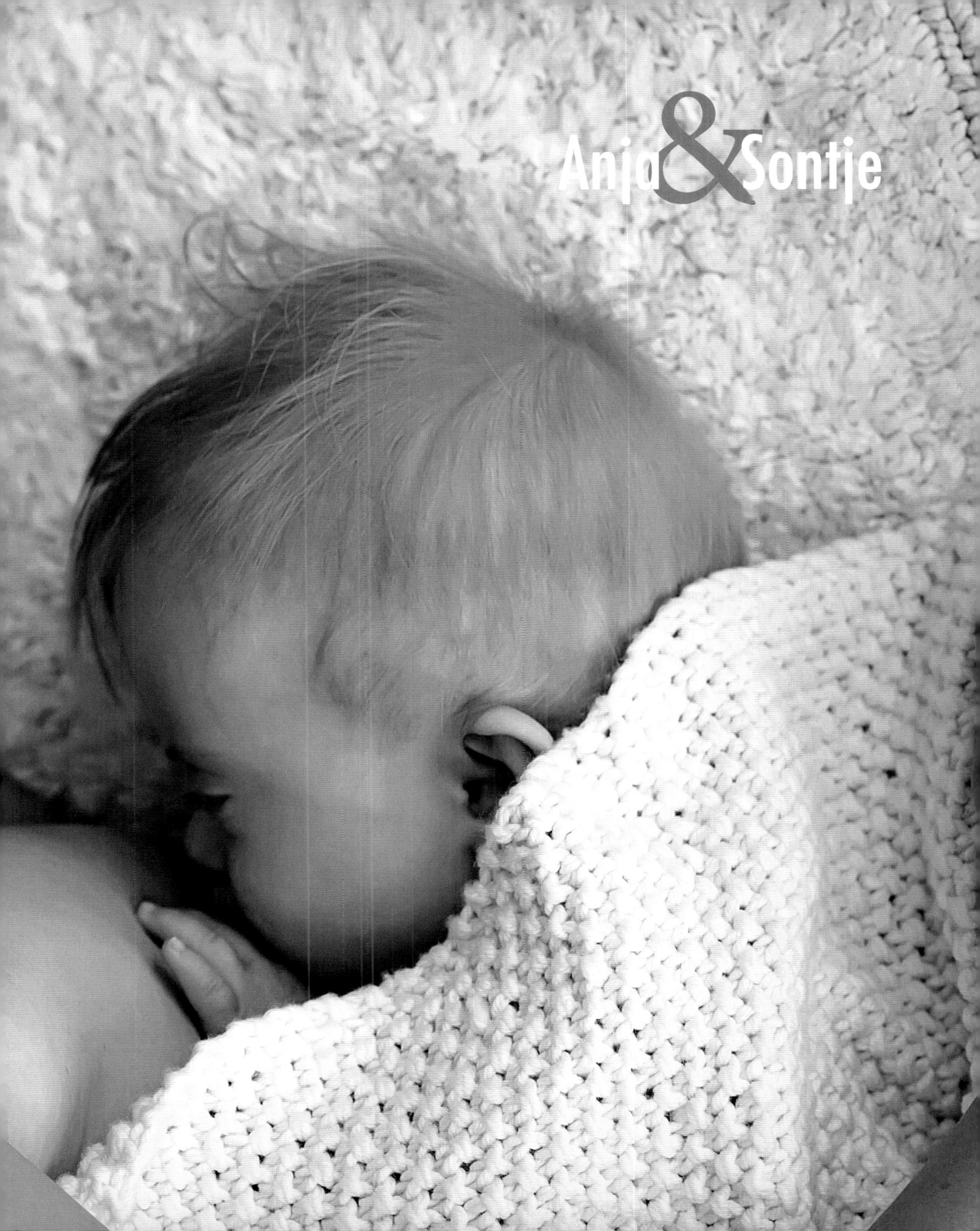

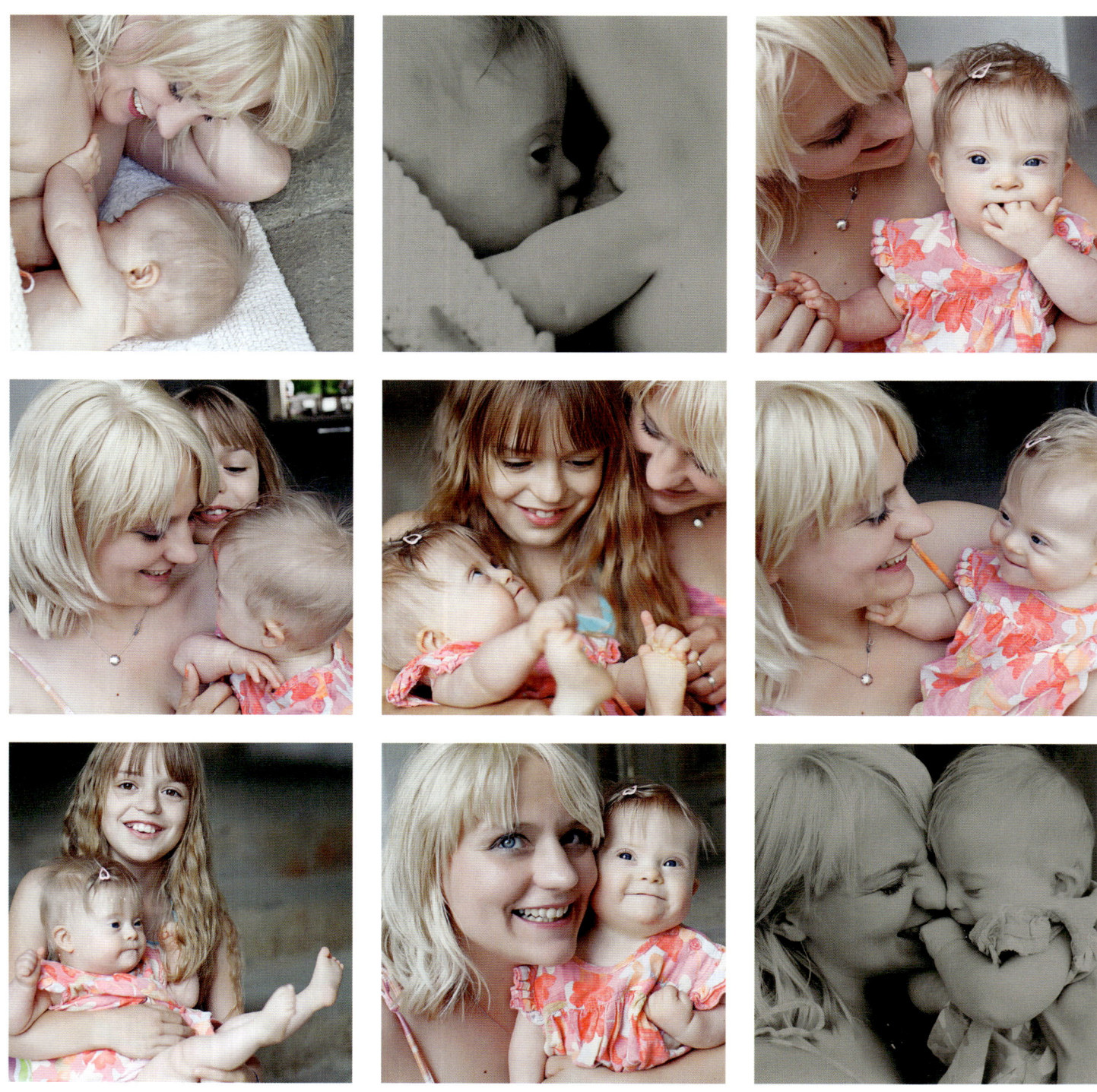

KLEINE STRAHLENDE SONNE

Von Anja Steinhausen

Frau Steinhausen, ich muss Ihnen mitteilen, hier liegt eine Trisomie 21 vor! Wo ist der Boden, auf dem ich eben noch stand?! Was ist da passiert, die letzten Tage …? Ich bin doch am Dienstag voller Vorfreude auf den ersten großen Ultraschall bei meiner Ärztin gewesen, und heute, Freitag, sagt mir ein Spezialist diesen Satz am Telefon. So viel geht mir in dem Moment durch den Kopf. Fragen, die ich in dem Augenblick nicht formulieren kann. Meine Tränen fließen und doch bin ich gleichzeitig erleichtert. Endlich weiß ich nach den vier Tagen voller Ungewissheit und Angst, nach diesen schlaflosen Nächten: Mein Baby, das ich unter dem Herzen trage, grade mal elf Wochen alt – dieses kleine Mädchen ist ein ganz besonderer Mensch.

Ich hatte nie damit gerechnet, dass gerade ich ein Kind mit Down-Syndrom bekommen würde. Warum auch? Ich war mit 30 Jahren doch noch jung, hatte schon drei Kinder, bei denen alles normal verlief. Keine Komplikationen, nie Probleme in der Schwangerschaft oder bei der Geburt, es war alles immer normal gewesen. Warum sollte das dieses Mal anders sein?

Als Christen versuchen wir unseren Glauben zu leben, und so mussten wir uns nicht dafür oder dagegen entscheiden. Dafür war ich Gott in diesem Moment dankbar, auch wenn er sich in den folgenden Tagen manchen Vorwurf anhören musste … Und immer wieder die Frage: „Warum ich? Habe ich nicht schon genug mitgemacht im Leben?" Im Nachhinein waren die Tage nach der Verdachtsdiagnose bis zur Bestätigung der Diagnose Down-Syndrom die schlimmsten. Anschließend musste ich erst lernen, mich mit dieser neuen Situation anzufreunden. Und dann konnte ich auch die Schwangerschaft wieder genießen, mich auf Sontje freuen.

Heute sehe ich unendlichen Segen in der Geburt unserer Sontje-Lucia, was übrigens kleine strahlende Sonne heißt.

Neulich im Gottesdienst hatte ich wieder ein Erlebnis, das mir gezeigt hat, wie viel Glück wir doch haben, dass wir Sontje hier ein Zuhause geben dürfen: Sontje läuft während des Gottesdienstes oft durch die Reihen. Allerdings ist sie kein Kind, das sich gerne von jedem auf den Arm nehmen lässt. Da ist sie einfach sehr wählerisch und hat so ihre eigenen Vorstellungen. An diesem Tag war eine Familie zum ersten Mal bei uns im Gottesdienst. Der Mann, der den Gottesdienst leitete, begrüßte die Familie vom Mikrofon aus ausdrücklich. Er stockte und musste schlucken, als er uns dann erzählte, dass sich der Familienvater in der vergangenen Woche das Leben genommen hatte. Er selbst hatte die Mutter im Krankenhaus besucht und mit ihr gebetet. Im Gottesdienst war es mucksmäuschenstill. Niemand wusste so recht, wie er seine Betroffenheit ausdrücken sollte. Der Mutter liefen die Tränen. Und Sontje? Sontje tapste zu dieser Frau und legte ihre kleinen Händchen auf deren Schoß. Dann schaute sie sie an, streckte ihr die Arme entgegen und ließ sich von ihr auf den Schoß nehmen. Sontje blickte ihr direkt in die Augen und nahm dann das Gesicht der Frau in ihre kleinen zarten Hände. Ein paar Sekunden, als ob sie in die Seele dieser Frau schauen wollte. Am Schluss umarmte Sontje die Frau.

Wie viel Gefühl und wie viel von dem, was die kleine strahlende Sonne uns als Familie an jedem Tag in ihrem Leben schenkt, steckte in dieser eigentlich unscheinbaren Geste?

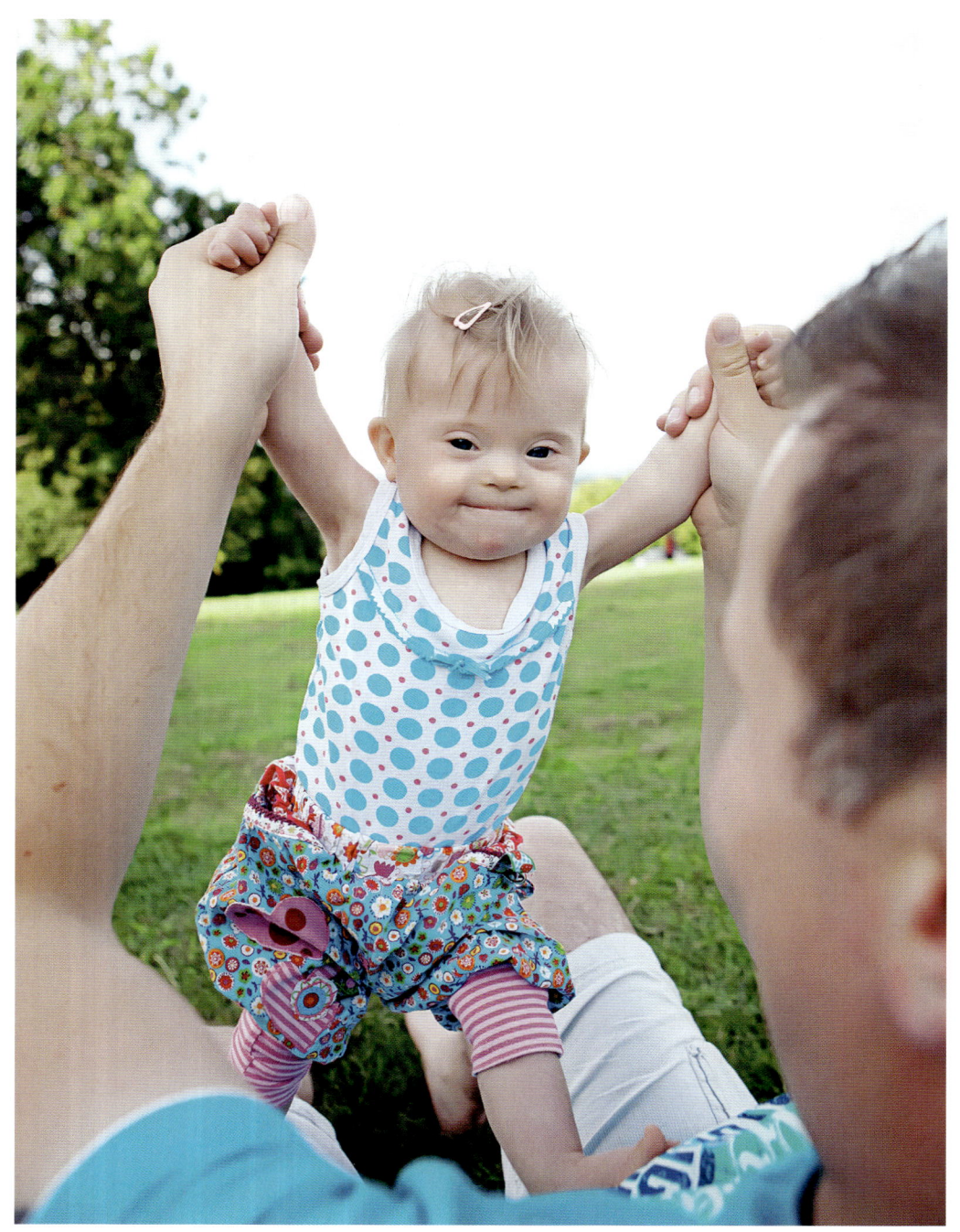

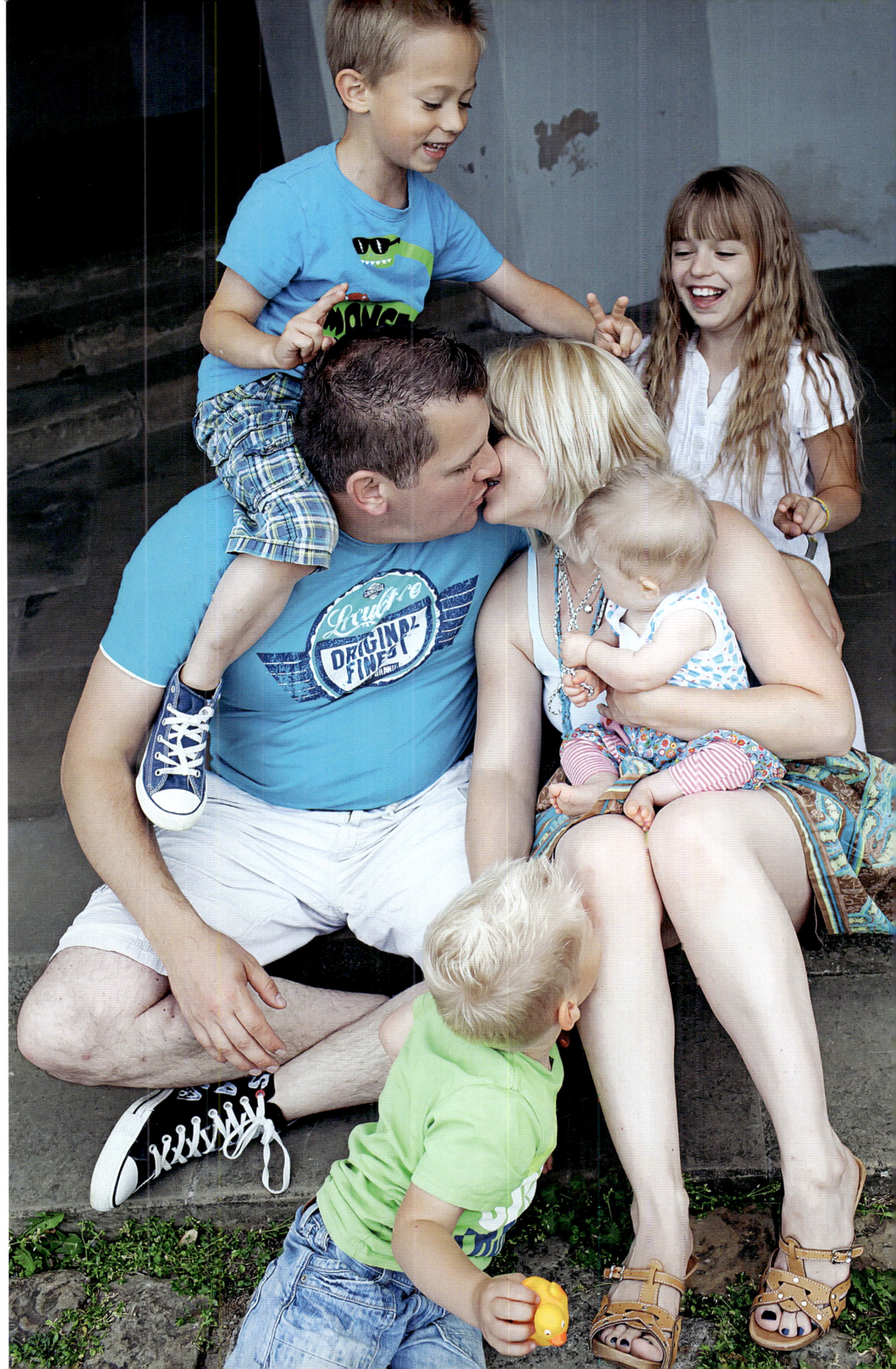

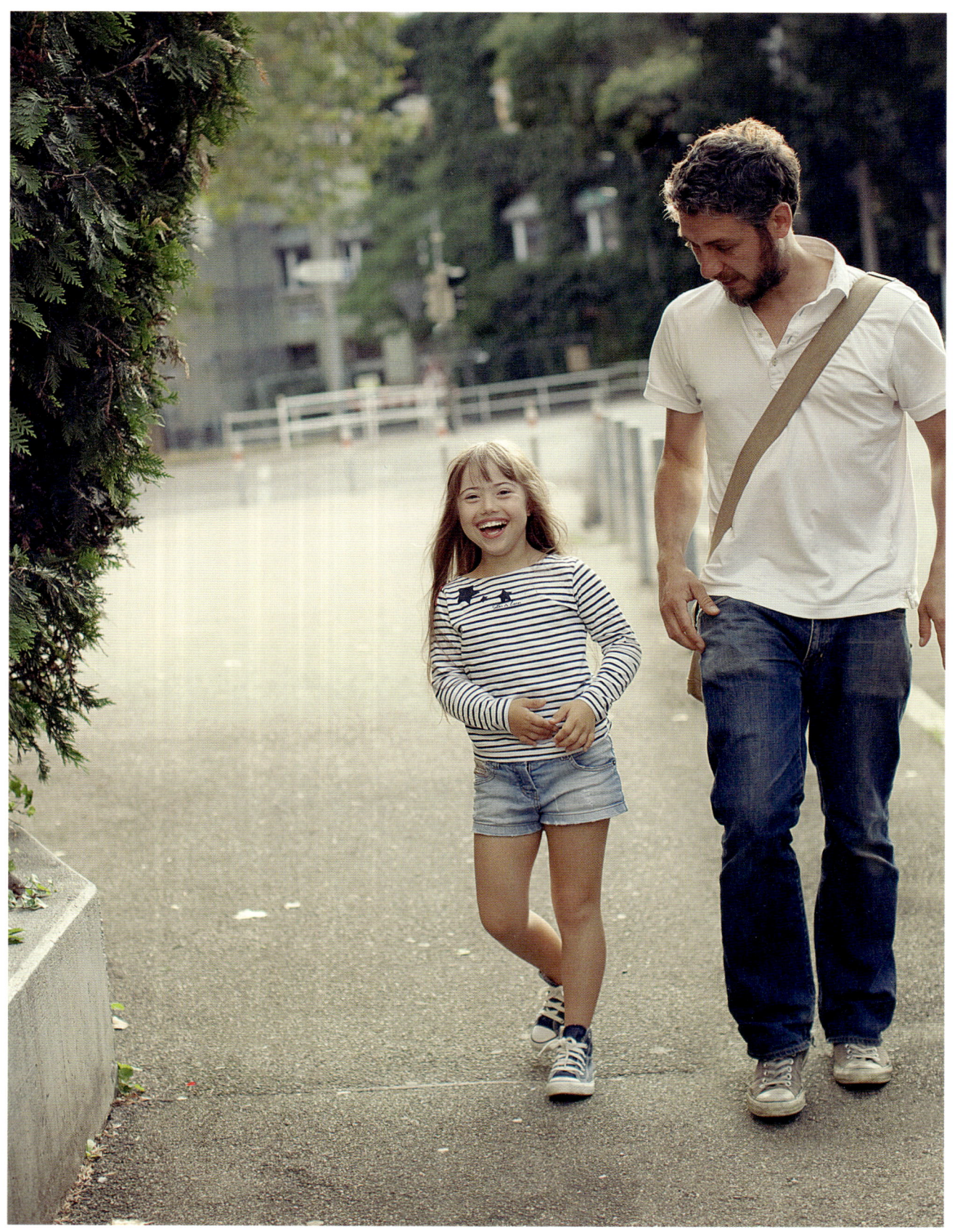

Juliana und Onkel Markus

JA, UND?

Juliana kam drei Wochen zu früh zur Welt. Mein Bruder befand sich zu der Zeit gerade geschäftlich im Nahen Osten. Immer noch tief überwältigt und geschockt von der Diagnose, klingelte eines Morgens bei mir im Krankenhaus das Telefon. Die Verbindung war nicht besonders gut und dennoch vernahm ich die Freude in der Stimme von Julianas einzigem Onkel (mein Mann hat keine Geschwister):

Herzlichen Glückwunsch!

Sofort schoss es mir durch den Kopf: „Oh je, er weiß es noch gar nicht." Mir stiegen Tränen in die Augen und ich überlegte kurz, wie ich ihm die traurige Nachricht übermitteln sollte, dass seine Nichte nicht so war, wie er es sich vielleicht vorgestellt hatte: „Sie hat das Down-Syndrom", sagte ich kurz und bündig. „Ich weiß. Ja, und? Dann ist sie halt ein bisschen anders." Die Freude war nach wie vor in seiner Stimme. Und ich war sprachlos. Das war die schönste Reaktion, die ich seit der Diagnosemitteilung erhalten hatte. Kaum einer hatte uns zur Geburt unserer Tochter beglückwünscht. Die meisten waren einfach nur tief betroffen. Die bunten Luftballons gab es nicht, dafür bekamen wir das Buch *Trostgedanken* geschenkt.

Manchmal wünsche ich mir, alle Menschen wären so unbefangen und vorurteilsfrei wie mein Bruder, der allem „Andersartigen" stets mit positiver Neugierde und Aufgeschlossenheit gegenübertritt. Erst Monate nach Julianas Geburt erfuhr ich, dass dies nicht immer so war. Sein Zivildienst, den er im Verein „Behinderteninitiative" abgeleistet hatte, sei damals eine sehr gute Lebensschule gewesen und habe ihm in vielen Dingen die Augen geöffnet: „Es ist völlig normal, verschieden zu sein. Jeder Mensch hat seine Stärken und Schwächen", so denkt er heute.

Die Reaktion meines Bruders hat in mir damals etwas ausgelöst. Als ich nach dem Telefonat meine kleine Tochter in den Armen hielt, wusste ich, dass ich sie so lieb haben würde, wie sie war, dass sie für mich das wundervollste Geschöpf auf Erden sein würde, und dass wir zusammenhalten und gemeinsam neue Träume träumen würden. Und irgendwann war auch ich so weit: „Ja, und? Dann ist sie halt ein bisschen anders."

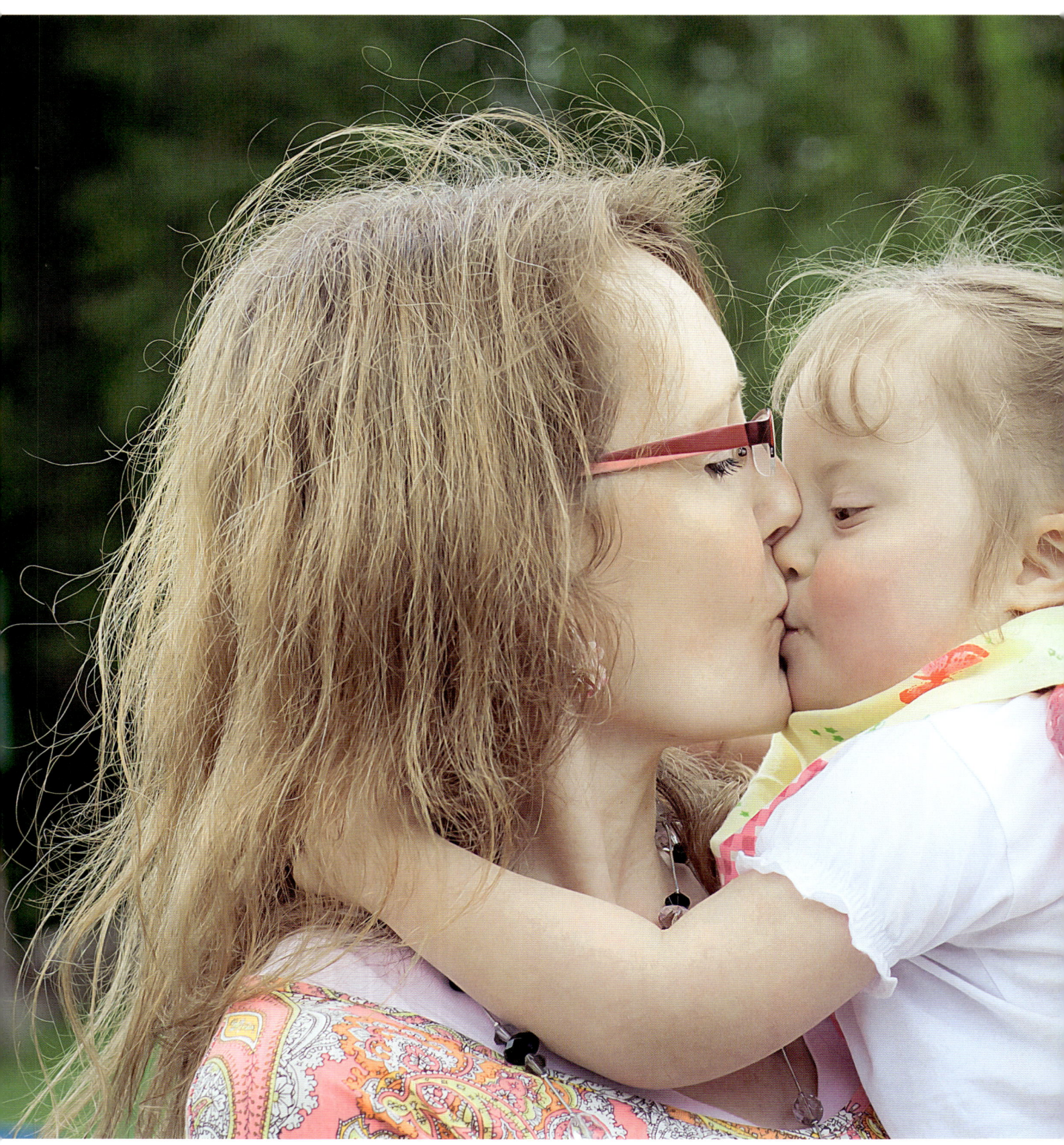

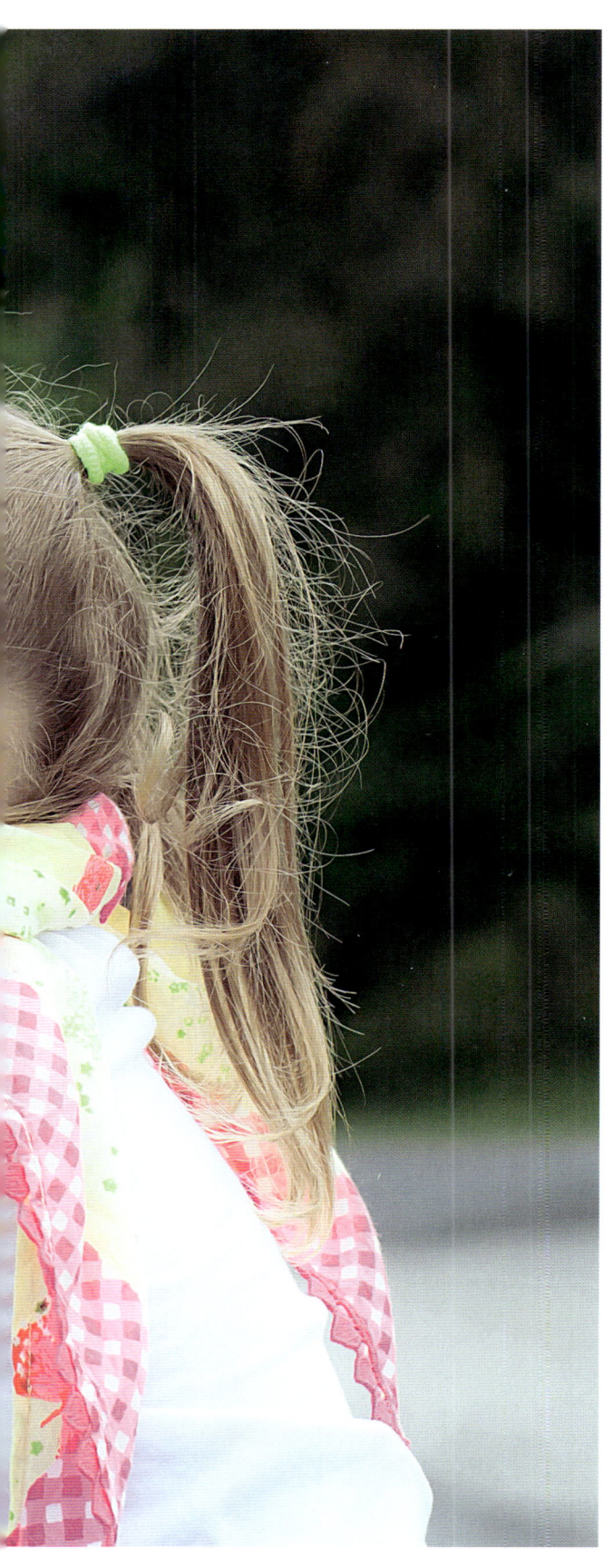

Beatrice & Charlotte

JEDERZEIT WIEDER
Von Beatrice Reuter

Vor fünf Jahren erhielt ich wie alle Teilnehmer einer Mailingliste zum Thema Down-Syndrom eine Nachricht, die unser Leben verändern sollte:

„… mich hat eine Frau kontaktiert, die händeringend nach Hilfe sucht. Es geht dabei um ein Baby (geboren Anfang Oktober) mit der Diagnose Down-Syndrom, dessen Eltern mit dem Gedanken spielen, das Kind abzugeben. Der Start war mehr als schlecht: traumatische Geburt, das Stillen wurde sofort unterbunden etc. Es wäre schön, wenn sich Eltern … melden könnten, um diese Familie positiv zu unterstützen und ihnen zu zeigen, dass das Leben mit einem ‚besonderen' Kind kein Alptraum ist. Danke! …" Ich wünschte diesen Eltern liebe Menschen an ihre Seite, die sie tragen könnten – wie auch immer ihre Entscheidung ausfallen würde. Und gleichzeitig schlich sich das sonderbare Gefühl ein, dass dieses Kind einmal unseres sein würde …

Matthias und ich hatten bereits zwei Söhne – unser leiblicher Sohn Mike ist hoch intelligent und hat eine Form von Autismus, unser Pflegesohn Sammy ist körperlich und geistig schwer behindert. Wir wünschten uns ein drittes Kind, und so saßen wir bei unserer Adoptionsvermittlungsstelle, um im Gespräch herauszufinden, welches Kind zu uns passen könnte.

Haut-, Haar-, Augenfarbe: egal. Das Alter wird uns von der Beratungsstelle vorgegeben: bis zu einem Jahr. Mädchen oder Junge: egal. (Aber wenn ich mich entscheiden müsste, dann ein Mädchen.) Behinderung: ja. Nur HIV, Autismus und schweres Fetales Alkoholsyndrom (FAS) schlossen wir aus. Wir dachten, dass wir einem davon betroffenen Kind mit unseren schon vorhandenen Kindern nicht gerecht werden würden. Ob wir auch ein nicht behindertes Kind aufnehmen würden? Ja, aber dafür gab es sicherlich genug Bewerber. Behinderte Kinder haben es deutlich schwerer, neue Eltern zu finden. Am liebsten war uns ein Kind mit Down-Syndrom. Dieses Mal wünschten wir uns einfach etwas Normales, Durchschnittliches.

Eine Woche später bekamen wir Besuch von unserer Vermittlungsstelle, sprachen noch einmal über unsere Wünsche und Erwartungen. Als adoptionswillige Familie auch eines behinderten Kindes wurden wir dann beim Landesjugendamt registriert, damit die Suche im konkreten Fall schnell überregional möglich war. Jetzt begann das Warten auf den ersehnten Anruf.

Vorfreude und Hoffnung ließen mich hochgezogene Augenbrauen ignorieren und ich kaufte tags darauf einen Kinderwagen. Gemeinsam planten Matthias und ich die folgenden Wochen und überlegten uns Namen, die uns gefallen könnten. Eigenartigerweise fielen uns nur Mädchennamen ein.

Eine Woche später rief die Adoptionsvermittlungsstelle an. Ich hielt die Luft an, als ich hörte: „Wir haben einen Kindervorschlag für Sie: ein kleines, sechs Wochen altes Mädchen mit Down-Syndrom aus …" Das musste das Baby von der Mailingliste sein! Das Mädchen heiße Charlotte und sei bis auf einen kleinen Herzfehler gesund.

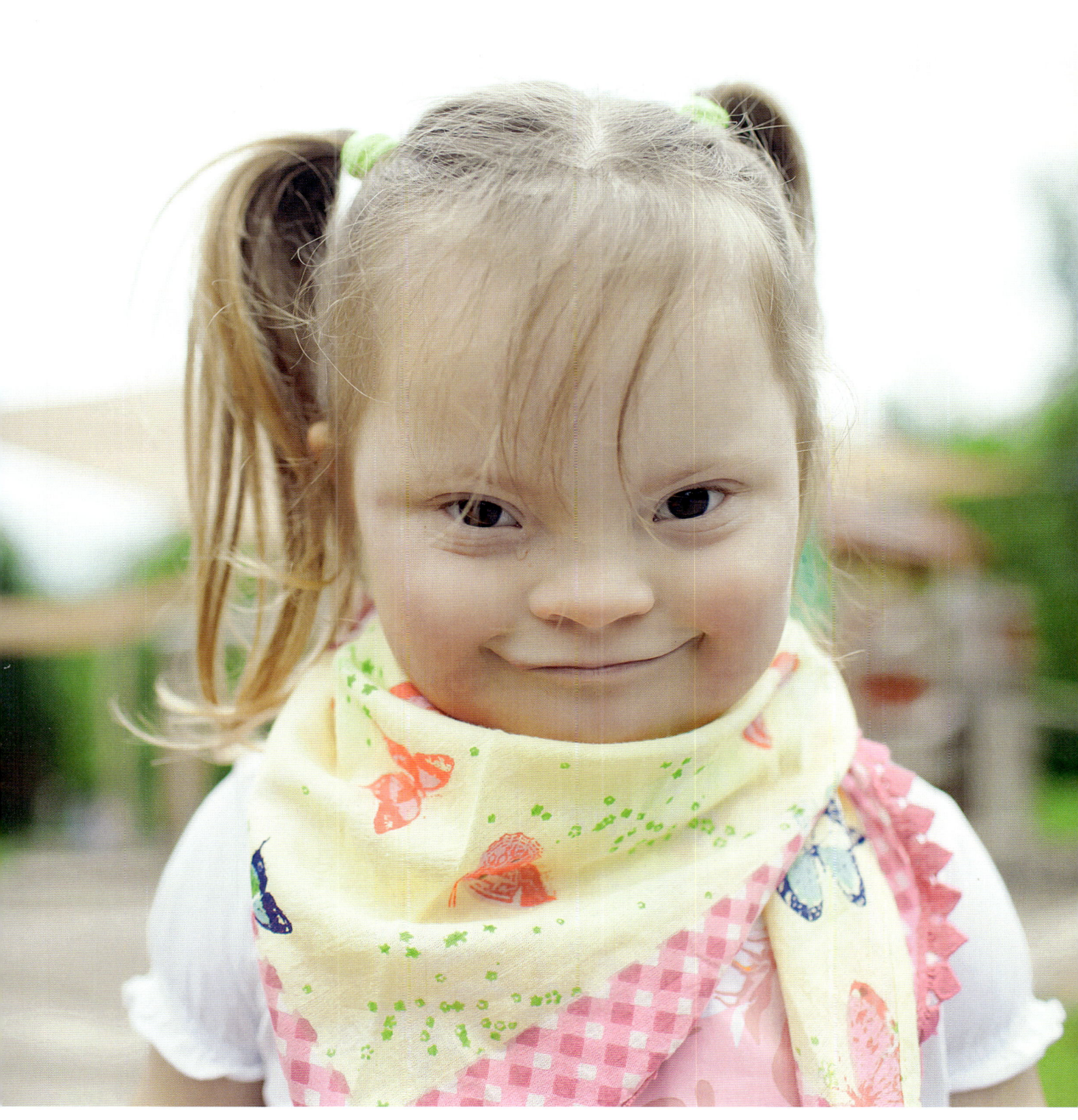

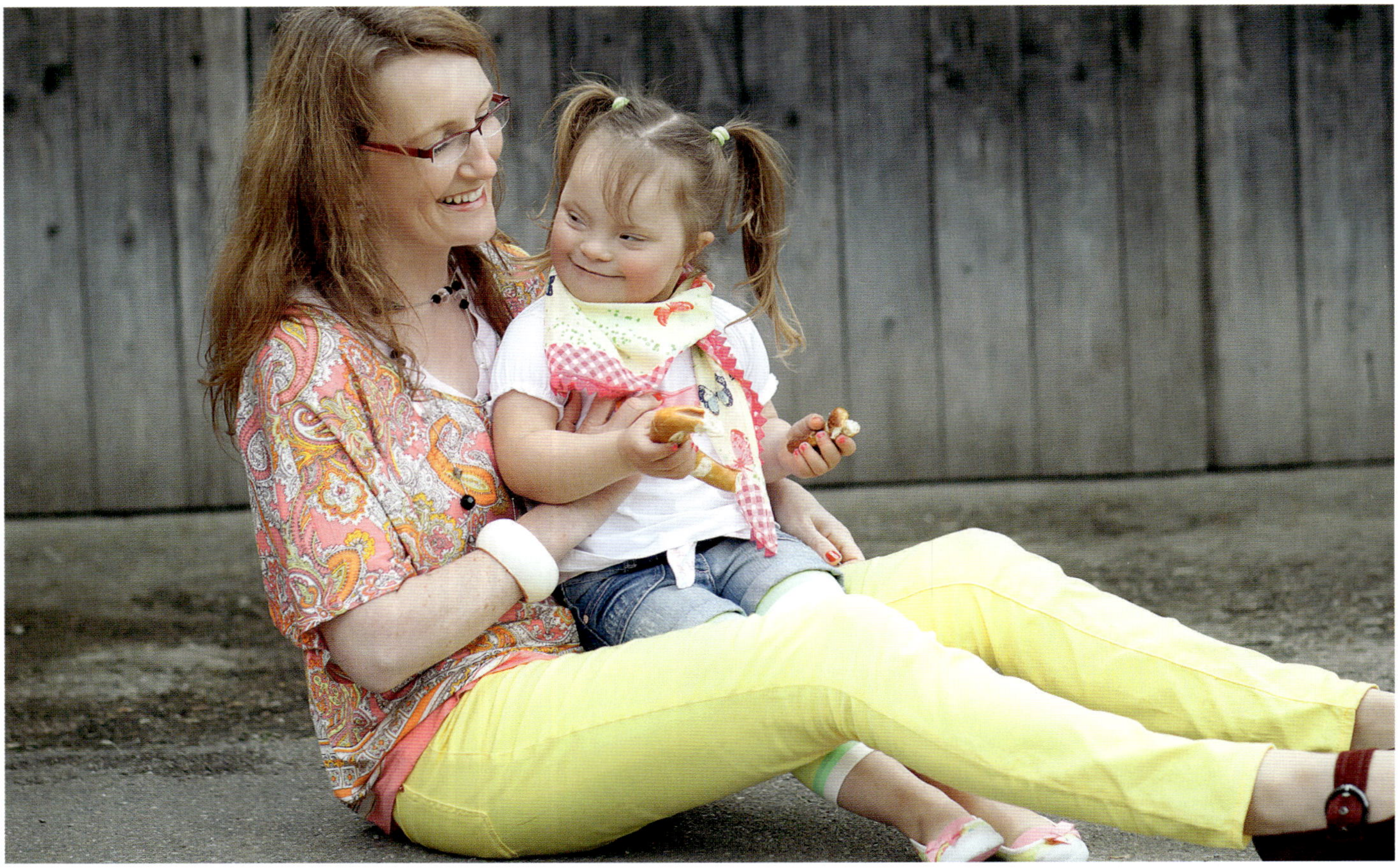

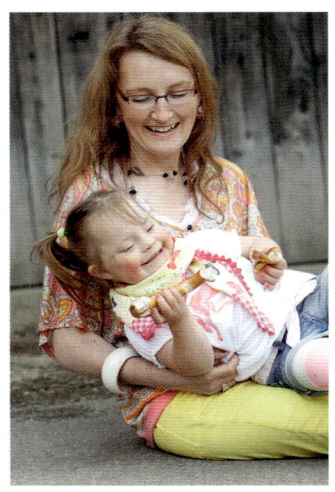
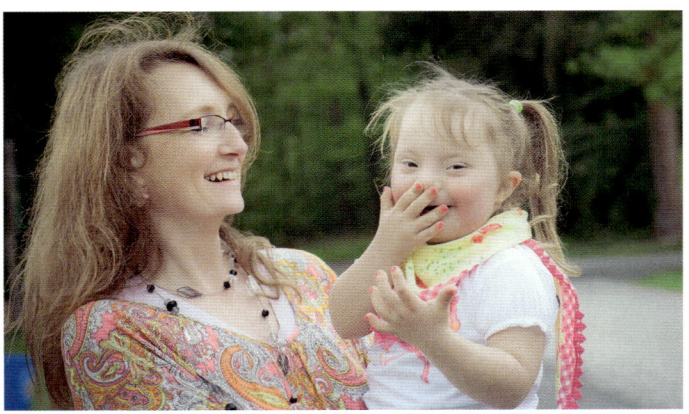
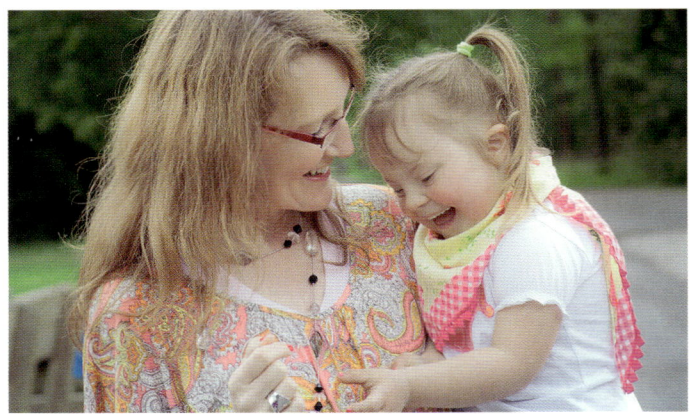

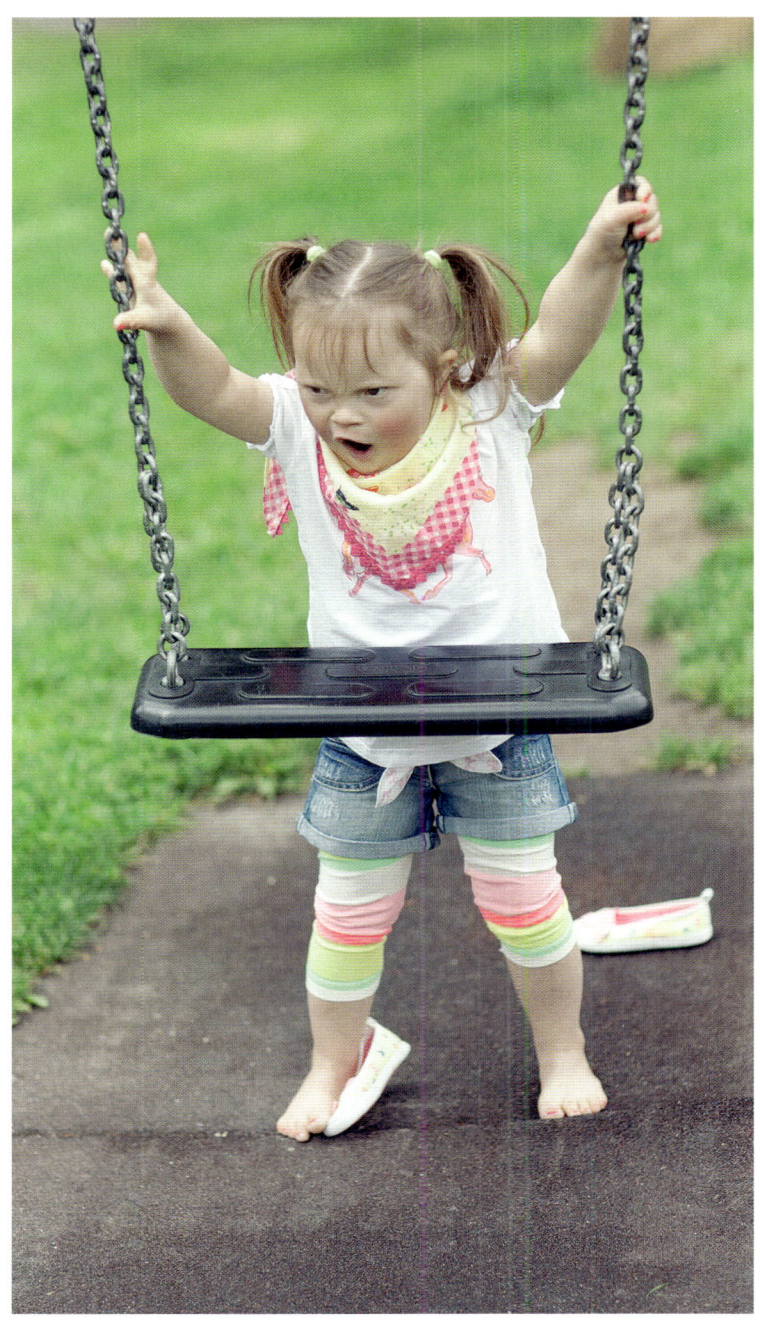

Unsere Jungs freuten sich auf ihre zukünftige Schwester. Und wir bereiteten uns in wenigen Tagen auf das Baby vor: Bett, Wiege, Wickelunterlage, Badewanne, Windeln, Spucktücher, Flaschen, Sauger, Schnuller Wickeltasche, Decken, Autositz, Kuscheltier, Spieluhr und Kleidung …

Dann brachte Matthias Mike zu Freunden; Sammy nahmen wir mit, um Charlotte abzuholen. Auf der Fahrt schlichen sich leise Zweifel in unsere Gedanken: Was machen wir hier? Wollen wir wirklich ein Baby mit Down-Syndrom? Wir versprachen uns gegenseitig, dass wir ohne schlechtes Gewissen nein sagen dürfen – was uns die Angst nahm und uns beruhigte. Nach einer langen Fahrt trafen wir uns mit den lieben Mitarbeitern unserer Adoptionsvermittlungsstelle und fuhren gemeinsam (und aufgeregt) zur Bereitschaftspflegefamilie, wo eine Sozialarbeiterin vom dortigen Jugendamt auf uns wartete. Diese Familie hatte sich in den letzten vier Wochen lieb um unser kleines Mädchen gekümmert. Vielen Dank dafür! Und dann war er endlich da – der Moment, auf den wir lange gewartet hatten: Wir sahen Charlotte zum ersten Mal. Sie war sooo winzig! Die Sachen die wir für sie gekauft hatten, würden viel zu groß sein … Als wir dann mit ihr alleine sein durften, wurde uns bewusst: Wir sind glückliche Eltern unserer kleinen, bezaubernden Tochter! Sie schlief noch eine letzte Nacht in ihrer Bereitschaftspflegefamilie – es sollte genügend Raum für einen Abschied geben.

Dann ging es nach Hause. Herzlich willkommen, kleine Nudel! Charlotte hat uns alle verzaubert, ist nicht mehr wegzudenken. Ein Leben ohne sie? Unvorstellbar. Du bist unter dem Herzen deiner Bauchmama gewachsen; uns bist du ins Herz gewachsen! Danke! Heute, fünf Jahre später, werden wir oft gefragt: „Würdet ihr es nochmal tun?" Die einzige Antwort lautet: jederzeit wieder!

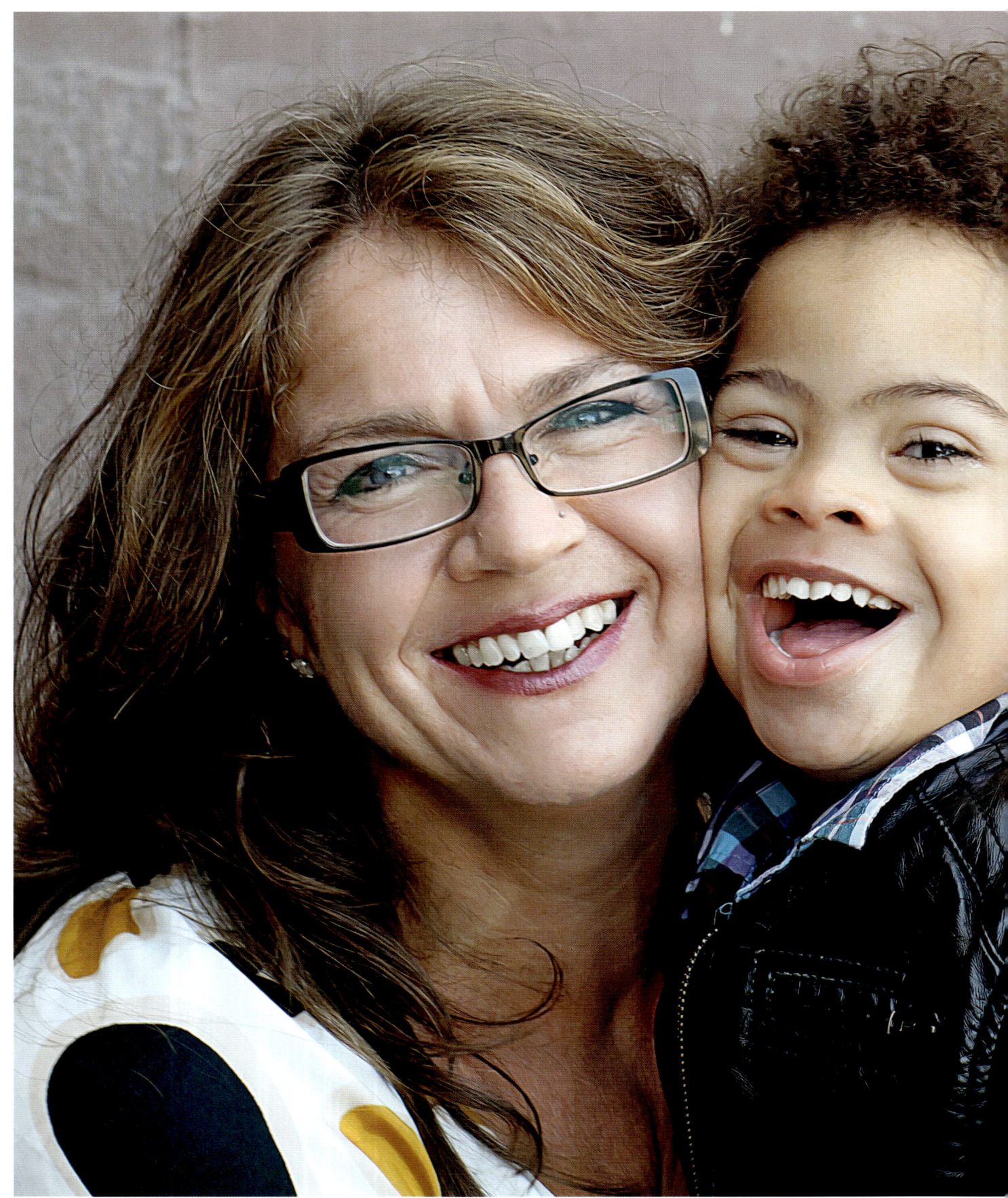

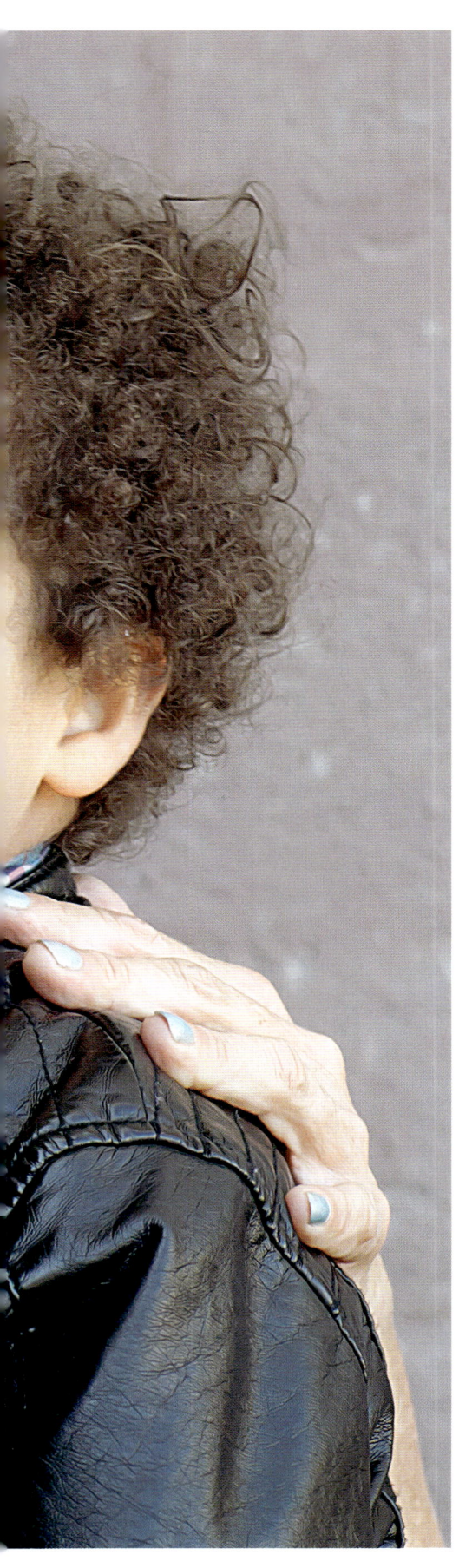

Petra & Aaron

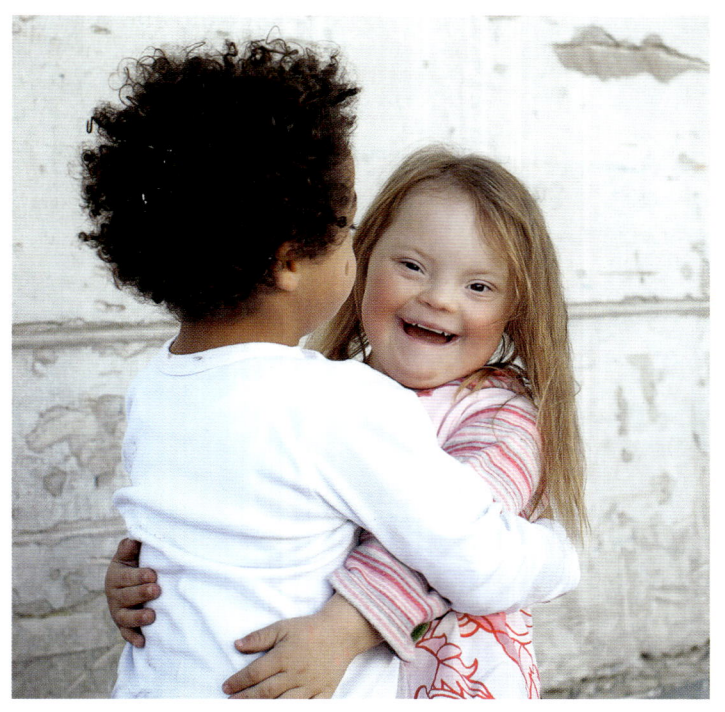
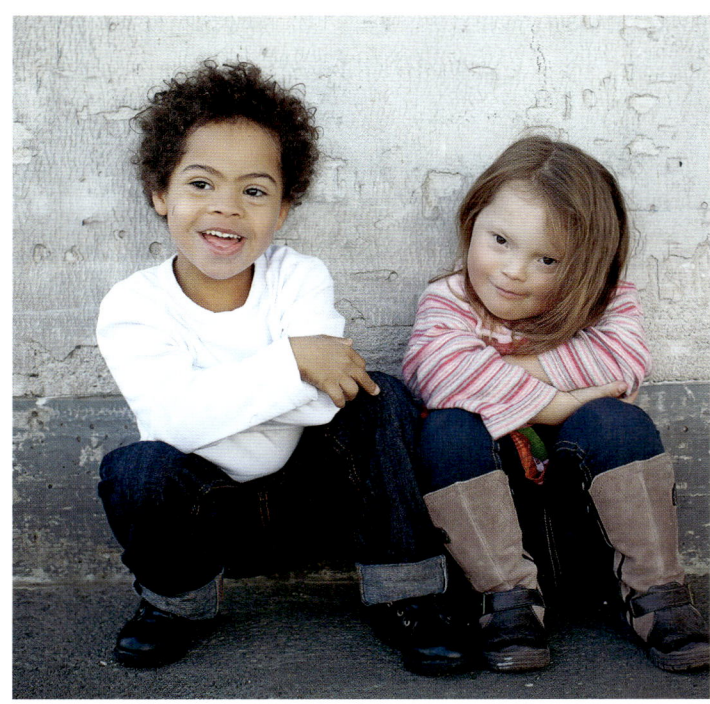
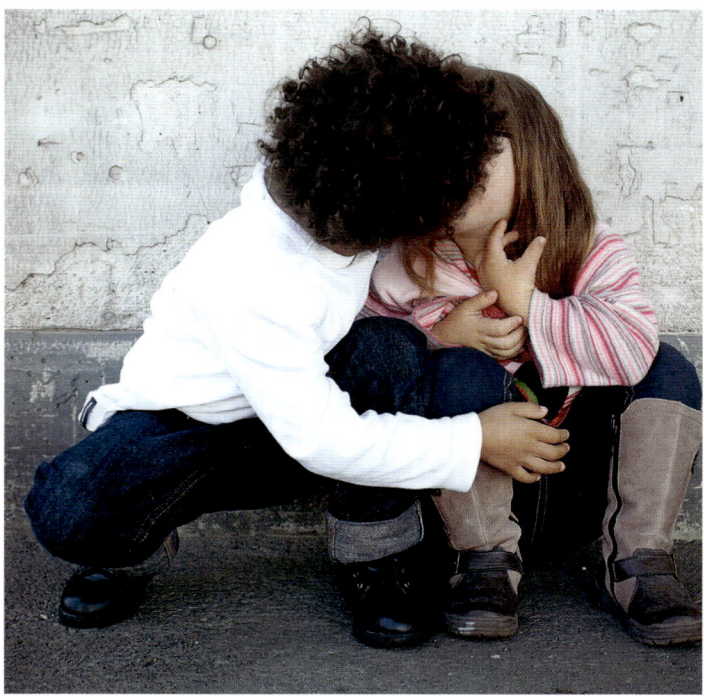
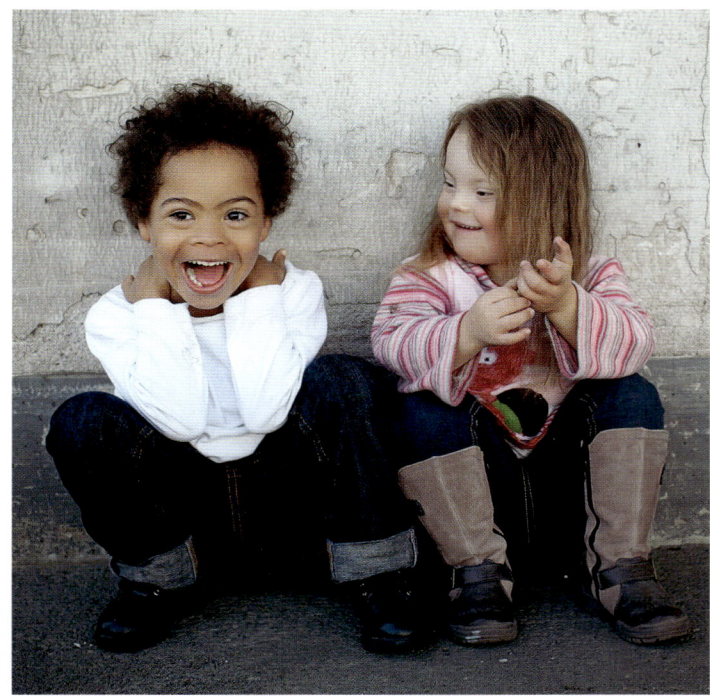

AARON UND CHARLOTTE

Von Petra Lüthi

Als Aaron aus dem Kindergarten heim kommt, ist seine Freundin Charlotte schon da – und sogleich umarmen und küssen die beiden sich. Charlotte hilft Aaron beim Ausziehen, und dann wird wahlweise das Wohn- oder Spielzimmer gestürmt. Vorbei ist es mit der Ruhe! Wer beobachtet, wie unsere beiden Kinder miteinander spielen, sieht bald, dass sie sich sehr nahe sind. Die beiden treffen sich alle 14 Tage und sind dicke Freunde. Auch zwischen uns Müttern ist, zum Beispiel durch die gemeinsamen Erfahrungen mit dem Down-Syndrom, eine enge Freundschaft gewachsen. Hätten wir uns ansonsten überhaupt kennengelernt?

Die Tatsache, dass Aaron Down-Syndrom hat, hat unser Familienleben eigentlich überhaupt nicht verändert. Und auch wenn mich manche Bekannten fragen, warum ich denn keine entsprechenden Tests während der Schwangerschaft gemacht hätte – Aaron gehört zu uns, und ich hätte mich ohnehin nicht für oder gegen mein Kind entscheiden wollen.

Aaron ist das jüngste von meinen vier Kindern (20, 15, neun und sechs), ein unkomplizierter und angenehmer Zeitgenosse mit einem freundlichen Wesen, der fast immer ruhig strahlt und nur wenig Quatsch aushebt. Im Gegensatz zu seinen Geschwistern hat er als Baby schon nach zwei Wochen durchgeschlafen. Er kann sich stundenlang mit Büchern beschäftigen.

Aaron spricht bis jetzt allerdings kaum und bedient sich einer Mischung aus Gebärdensprache und einigen Hauptwörtern. „Hallo" und „Tschüs" gehören zu seinen wichtigen Wörtern! Da Gebärden eher eine leise Form von Sprache sind, äußert er seine Gefühle umso lautstarker. Doch sobald er zum Ausdruck bringen konnte, was ihn bewegt hat, findet er wieder zu einer inneren Ruhe zurück, um die ihn manche beneiden.

Zur Zeit besucht er einen integrativen Kindergarten. Und weil er so viel von den anderen Kindern lernt, möchte ich unbedingt, dass Aaron eine Regelschule besucht. Das ist für mich eine wichtige Voraussetzung auf seinem Weg, einmal selbständig zu leben.

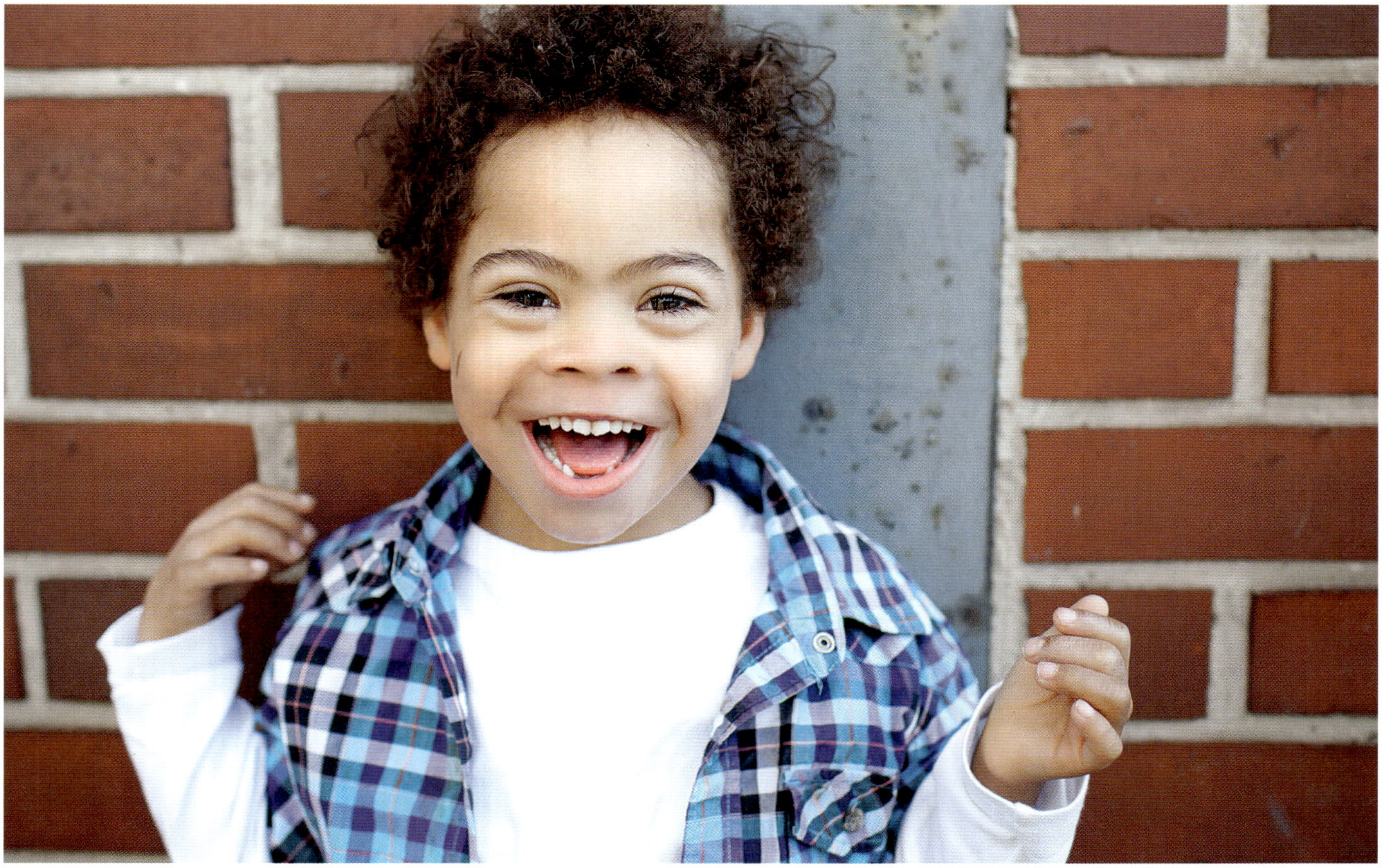

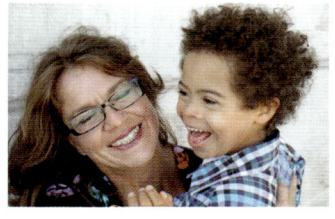
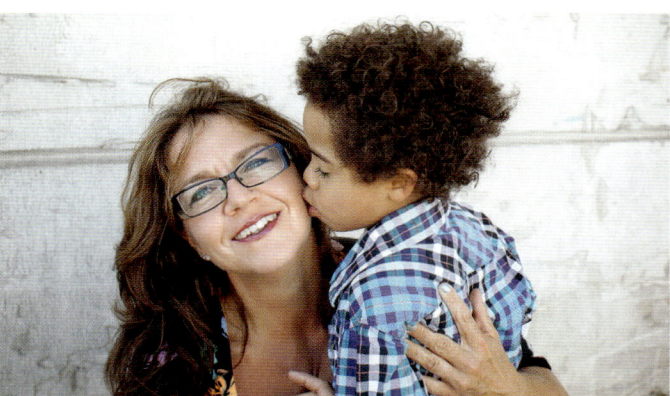
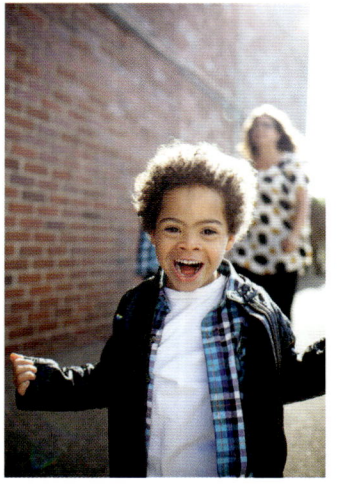
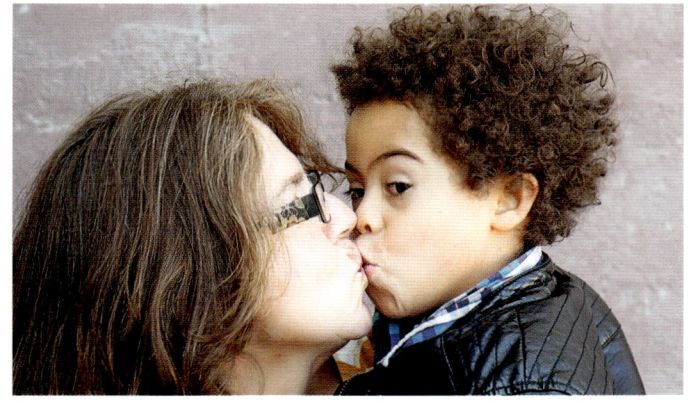

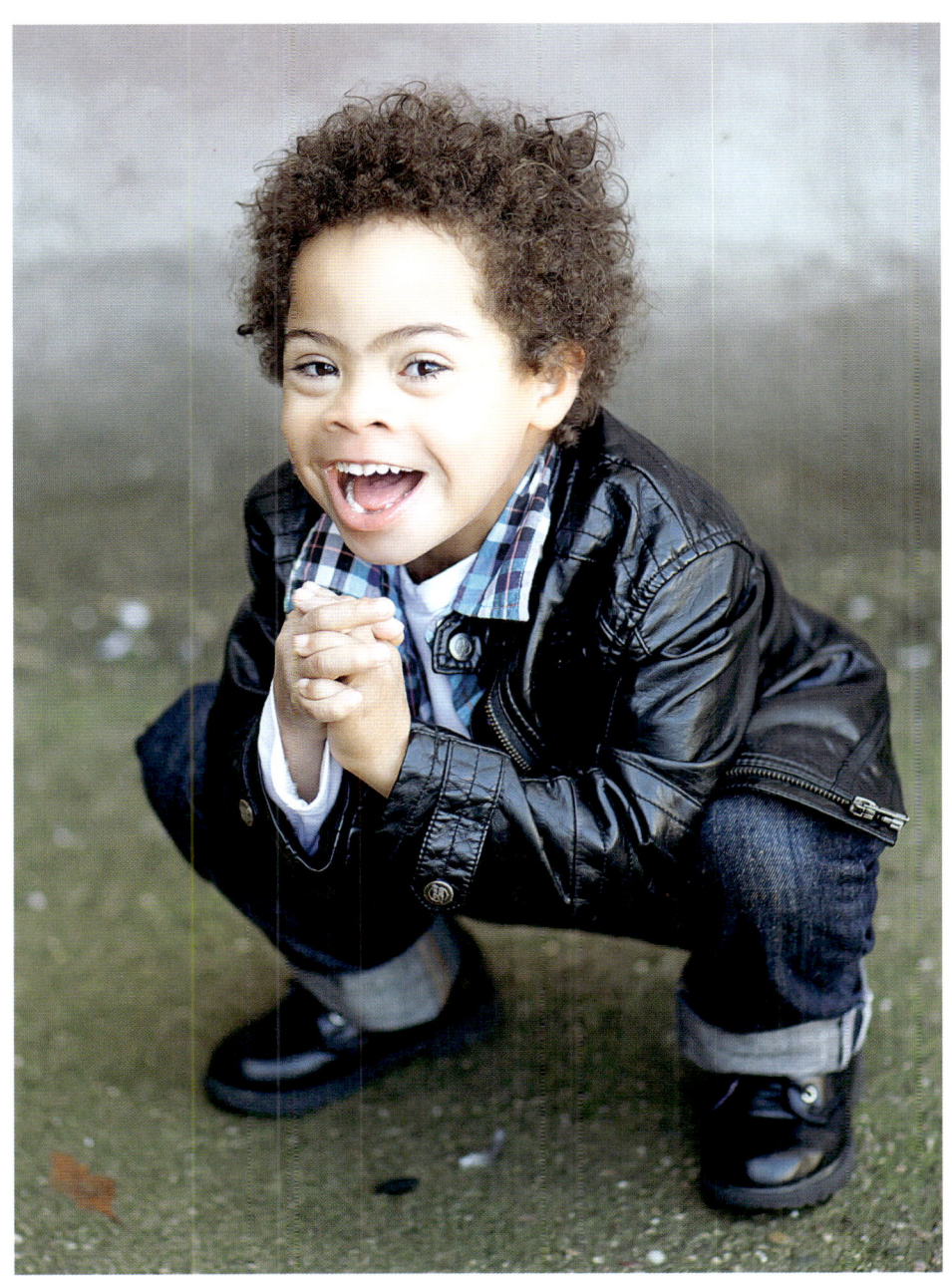

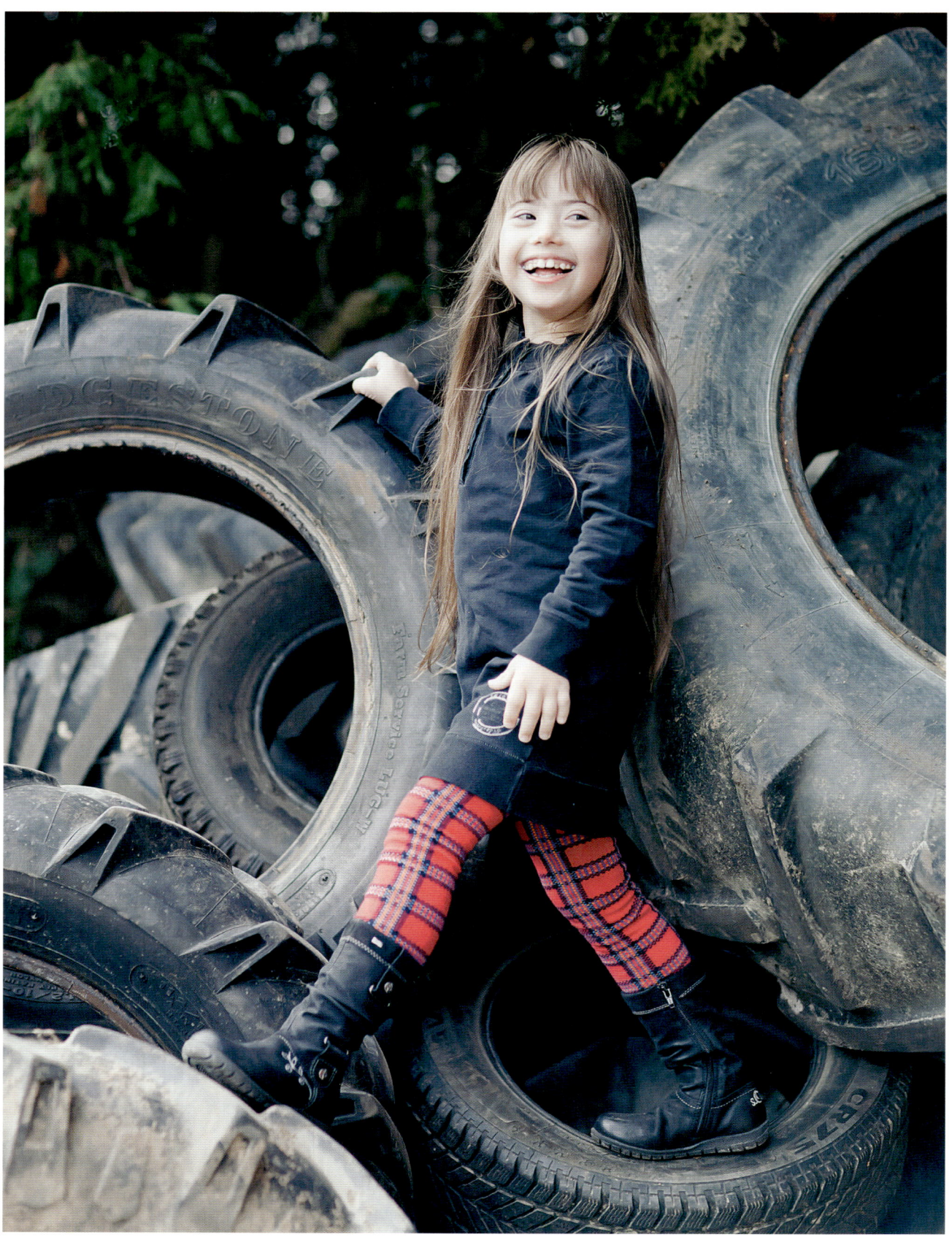

10 DINGE

Weil ich vom Down-Syndrom fast nichts wusste, waren die ersten Tage und Wochen nach Julianas Geburt sehr schwer für mich. Alle positiven Erfahrungen, die man als frischgebackene Mutter machen kann, wurden von der Diagnose überlagert.

Richtig gefeiert haben wir erst an Julianas erstem Geburtstag. Mit einem großen Fest, das uns Gelegenheit gab, uns bei unserer Familie und unseren Freunden für ihre liebevolle Unterstützung zu bedanken.

An Julianas zehntem Geburtstag habe ich in einem sentimentalen Moment einen Blog-Post verfasst über 10 Dinge, die ich seit ihrer Geburt gelernt habe. Gelernt ist natürlich nicht immer gemacht. Aber immer, wenn meine Stimmung mal wieder getrübt ist und ich alles grau in grau sehe, motivieren und inspirieren sie mich, wieder in meine Mitte und gute Laune zu finden.

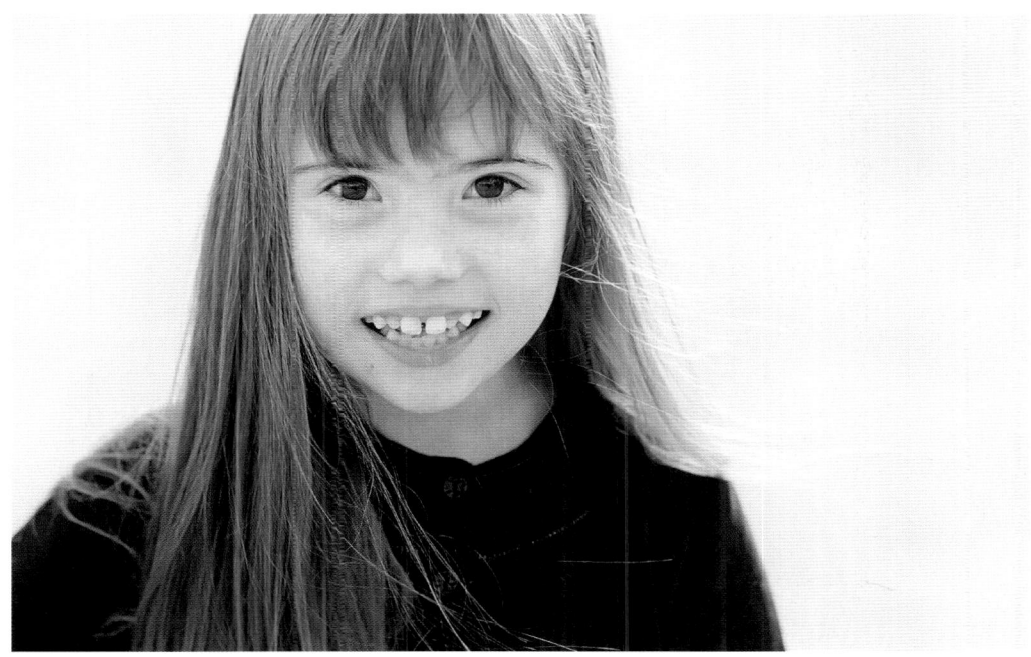

Vor 10 Jahren, als Juliana geboren wurde, schien unsere Welt auseinander zu brechen. So wenig wussten wir über ihr „kleines Extra" und darüber, was die Zukunft für uns bereithalten würde. Heute wissen wir, dass es ein Segen in „Verkleidung" war.

Hier sind 10 Dinge, die ich in den 10 Jahren mit Juliana gelernt habe:

1. LIEBE UND GEDULD

Die ersten Monate nach Julianas Geburt verbrachte ich 24 Stunden am Tag mit Gedanken darüber, wie ich meine kleine Tochter verändern könnte, damit sie in unsere Gesellschaft passt. Eines Tages dämmerte es mir, dass Juliana PERFEKT ist, genau so, wie sie ist. Es gab absolut nichts, was ich an ihr hätte ändern oder – schlimmer noch – reparieren wollen. Stattdessen, so wusste ich, würde ich in Zukunft eine Menge Liebe und Geduld gegenüber unserer Gesellschaft brauchen. Obwohl jeder einmalig und besonders sein will, möchte keiner wirklich aus der Menge hervor ragen. Alles ist ganz schön „Mainstream" und alle sind beschäftigt, mit allen anderen Fischen zusammen zu schwimmen.

Wenn ich jemanden zum ersten Mal treffe und der- oder diejenige zuvor noch keine Zufallsbekanntschaft mit dem „little extra" hatte, biete ich immer an, dass er oder sie mich einfach alles darüber fragen kann. Manchmal kommen dann die lustigsten und seltsamsten Fragen. Das ist vollkommen in Ordnung. In diesen Momenten erinnere ich mich selbst daran, was ich vor zehn Jahren wusste – und das war absolut nichts! Ich erinnere mich auch bei jeder Zufallsbekanntschaft daran, dass wir alle schnell damit sind, Unbekanntes zu beurteilen, zu fürchten oder sogar zu hassen. Ich verstehe es deshalb als meine Aufgabe, das zu ändern und die Leute in die Welt des „little extra" einzuführen.

2. ES BRAUCHT ALLE ARTEN VON LEUTEN, DAMIT SICH DIESE WELT DREHT

Unsere Welt ist wie ein großer, leuchtender Regenbogen. Wären wir alle gleich, wäre die Welt ziemlich langweilig. Wir sind alle verschieden und jeder von uns ist etwas ganz Besonderes.

3. MATERIALISMUS MACHT NICHT GLÜCKLICH

Auch wenn es viel Spaß machen kann, Sachen zu kaufen und shoppen zu gehen, hält der Kick, den man dadurch bekommt, nicht sehr lange an. Mit Geld kann man weder Liebe noch Freude kaufen. Es liegt viel Wahrheit darin, dass die besten Dinge im Leben umsonst sind: ein Kuss, eine Umarmung, Familie und Freunde!

4. DER WEG IST DAS ZIEL

Wenn wir uns zu sehr auf unsere Ziele fixieren, verpassen wir manchmal genau das Leben auf diesem Weg. Wir vergessen zu leben.

5. VERGLEICHE DICH NIE MIT ANDEREN!

Ich glaube, das war eine der härtesten Lektionen, die ich lernen musste. Niemand von uns ist perfekt. Sich mit anderen zu vergleichen zerstört unsere Selbstsicherheit, unsere Kreativität und lässt den Neid wachsen. Das Geheimnis ist, uns wirklich zu mögen, wie wir sind; zu lieben, was wir haben, und dankbar zu sein, für das, was wir haben.

Es gibt eine Menge von schönen, inspirierenden und ermutigenden Blogs in der Blogosphäre … aber vor zwei Jahren habe ich meine Aktivitäten in den Blogs und auf Facebook drastisch reduziert. Es wurde mir klar, dass ich sowieso nicht überall sein und nicht alles tun kann, und dass das Internet ein großer Zeiträuber ist. Es hat mir echt nicht geholfen, mich auf die wichtigsten Dinge in meinem Leben zu fokussieren: meine Familie und meine Freunde. Und es hat mich verrückt gemacht, zu sehen, was all die Anderen tun, und es gab mir selbst das Gefühl, dass ich zu wenig unternehme.

6. LEBE IM HIER UND JETZT!

Juliana erinnert mich jeden einzelnen Tag daran, wie wichtig es ist, im Hier und Jetzt zu leben. Es ist fast so, als hätte sie selbst dieses Motto erfunden. Im Moment zu leben heißt, so zu leben, als gäbe es kein Morgen. Sie lebt das wirklich so. Während ich leicht von Billionen von Dingen in meinem Kopf und meinen tausend To-do-Listen abgelenkt werde, vergesse ich manchmal zu „leben". Zum Glück habe ich diesen kleinen „Buddha" in unserem Haushalt wohnen, der mir hilft, ein reicheres, erfülltes Leben zu leben, mit der Schönheit, in jedem Moment bewusst zu „sein". Dieser Moment ist alles, was du hast.

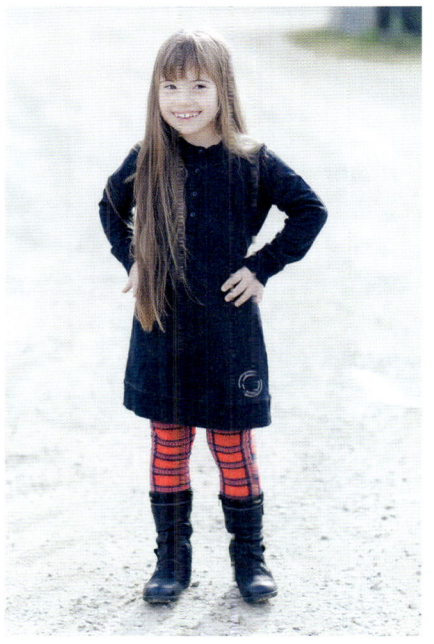

7. HABE KEINE ERWARTUNGEN

„Gesegnet ist der, der nichts erwartet, weil er niemals enttäuscht wird" (Alexander Pope). So wahr! Zu geben, ist so viel besser, als zu bekommen. Und zu geben, ist um so vieles besser, wenn du keine Gegenleistung erwartest. Von Zeit zu Zeit praktizieren die Kinder und ich kleine Zufalls-Liebenswürdigkeits-Taten. Wenn wir Lebensmittel kaufen gehen, lassen wir oft die Euro-Münze im Einkaufswagen und stellen uns vor, wie glücklich das Kind sein wird, das den Euro findet.

8. „UMGIB DICH NUR MIT LEUTEN, DIE DICH FEIERN" (Oprah Winfrey)

Umgib dich nur mit Leuten, die dich hochziehen. Nimm den Radiergummi und lösche alle Leute aus deinem Adressbuch, die dir nicht gut tun und die dich runterziehen. Leute, die negativ gepolt sind, vorurteilsbeladen sind, sich ständig beschweren und nur lästern. Fokussiere dich auf Leute, die dich hochziehen, sich um dich kümmern und in jeder Herausforderung auch das Gute sehen.

9. TU', WAS DU LIEBST

Das Leben ist zu kurz, als dass man nicht das Beste aus allem machen sollte. Tu', was du liebst, und gib dein Bestes!

10. LOSLASSEN

Vergebung kommt sicher nicht einfach und nicht über Nacht. Es ist so einfach, sich in Ärger, Ressentiments und Rachegedanken zu ergehen. Aber es tut uns nicht gut. An Groll festzuhalten, kann uns zerfressen. Ganz schön schlimm zerfressen. Es ist so wichtig, zu vergeben, damit wir unseren inneren Frieden, unsere Hoffnung, Dankbarkeit und Freude finden. Wenn wir Leuten vergeben, die uns verletzen, können wir weiter ziehen. Manchmal hilft es auch, zu versuchen, in ihren Schuhen zu laufen, sie zu verstehen, Empathie und Mitleid für sie zu fühlen.

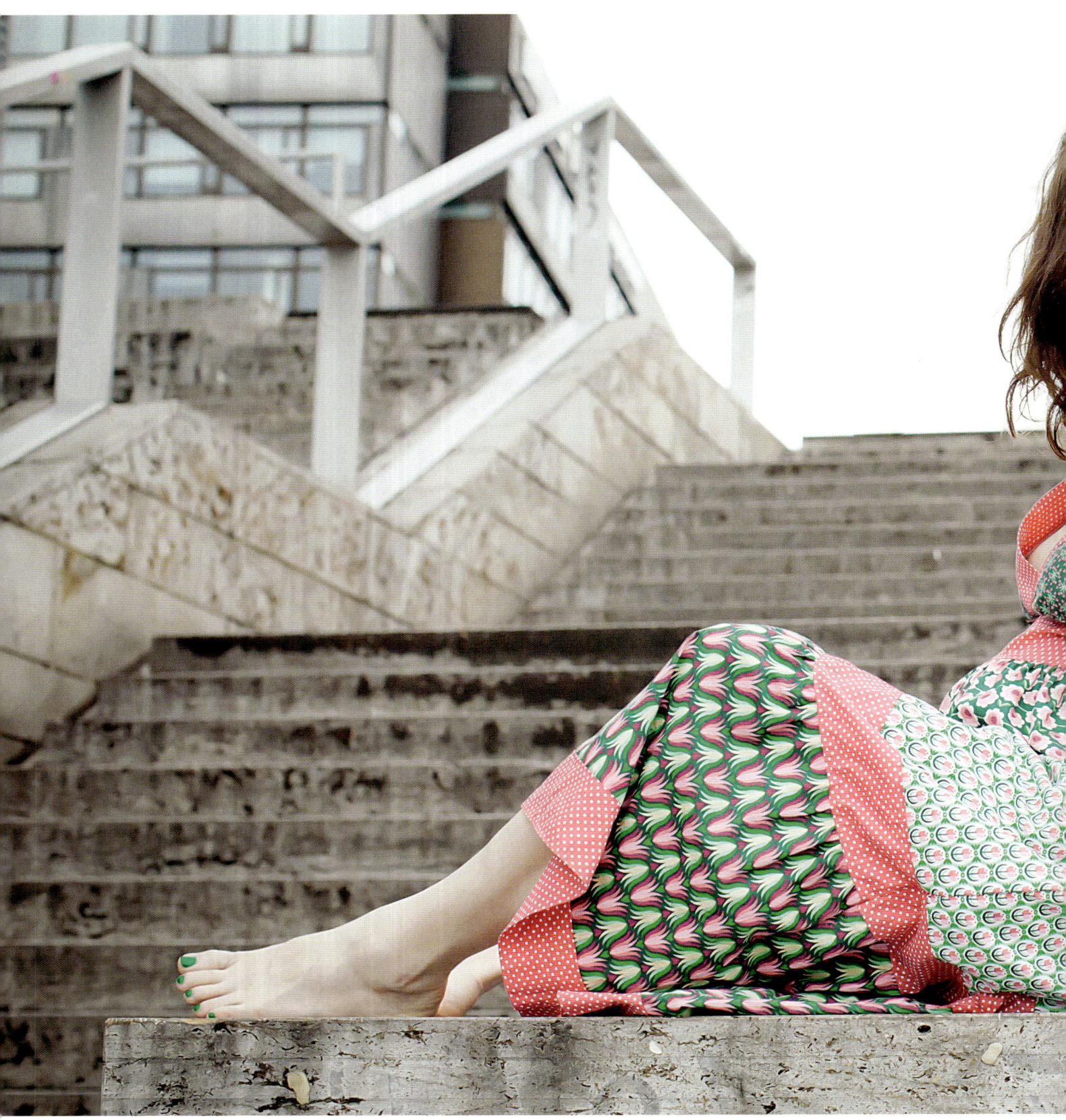

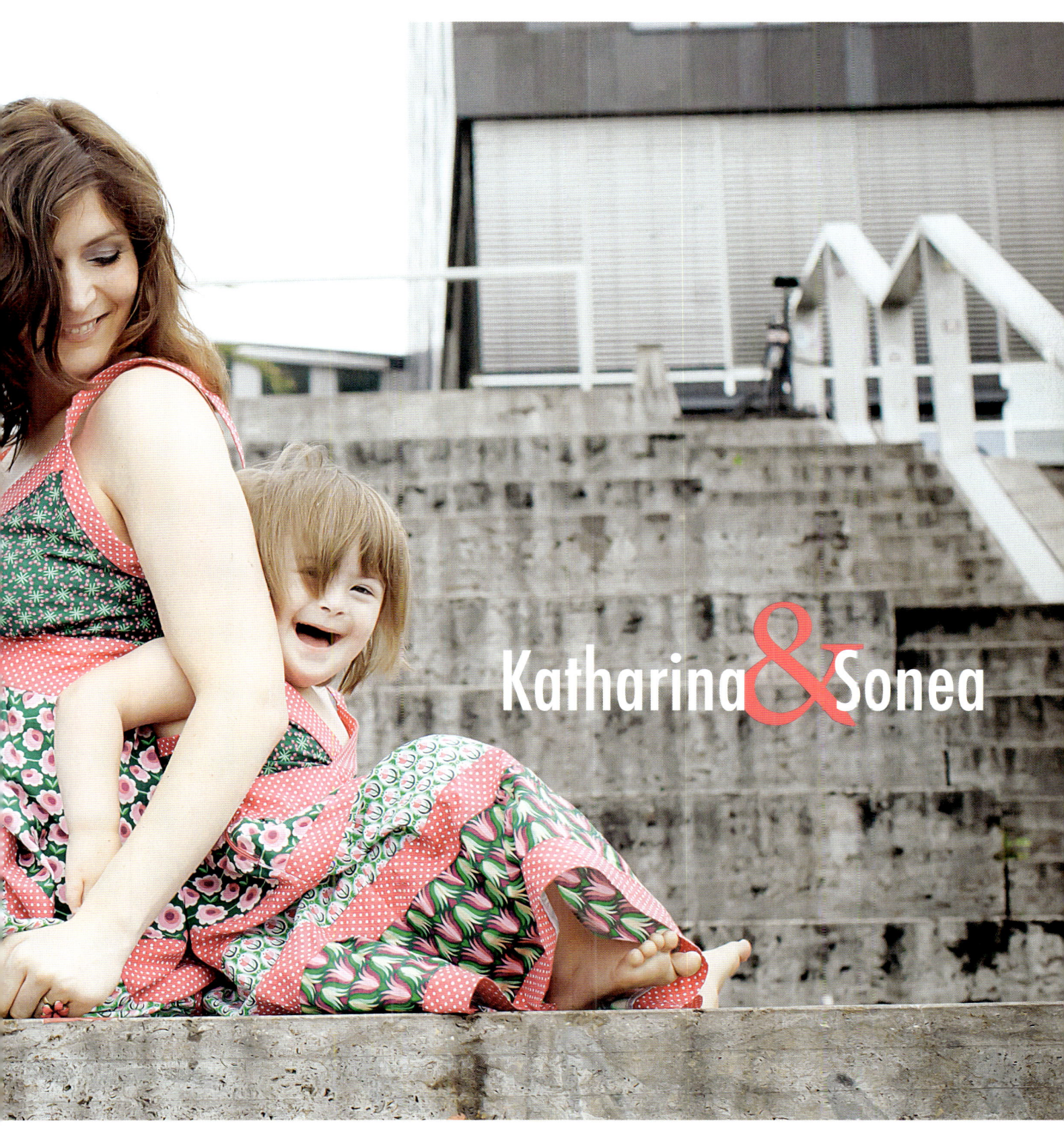

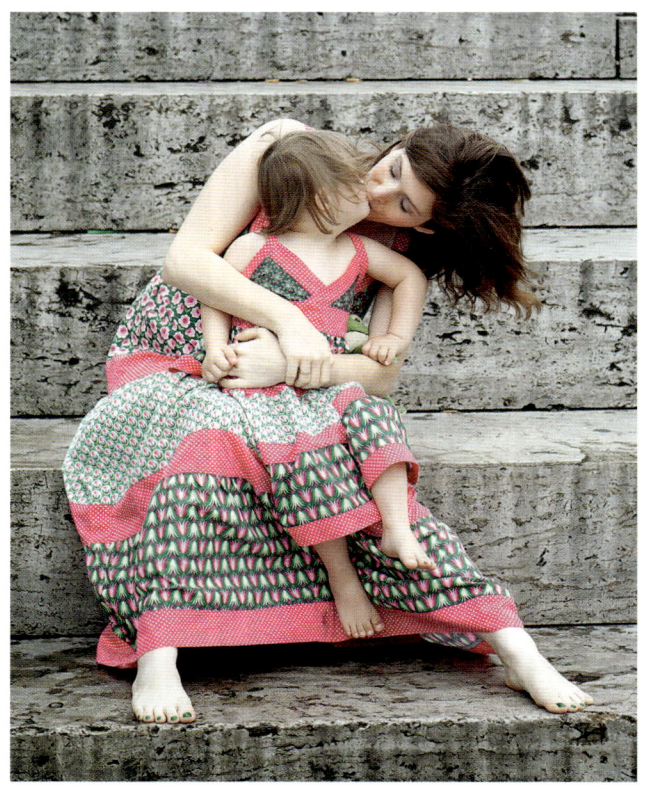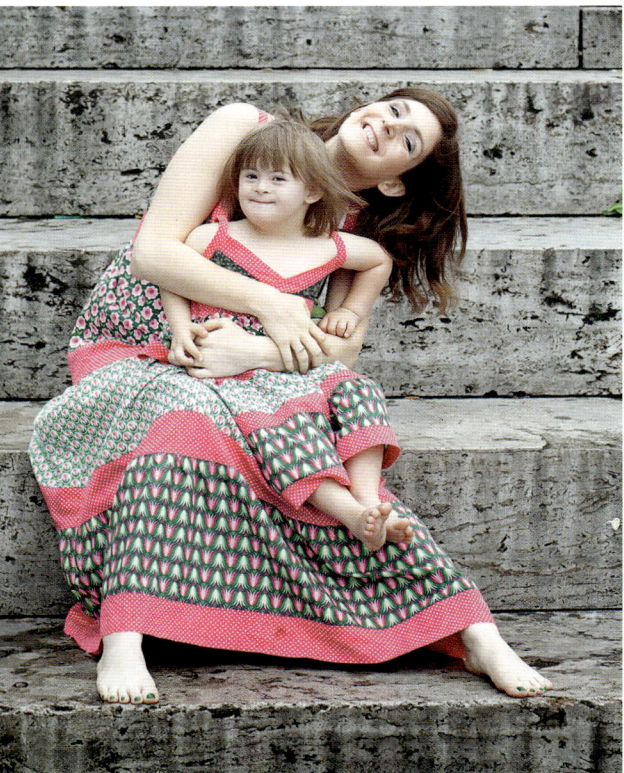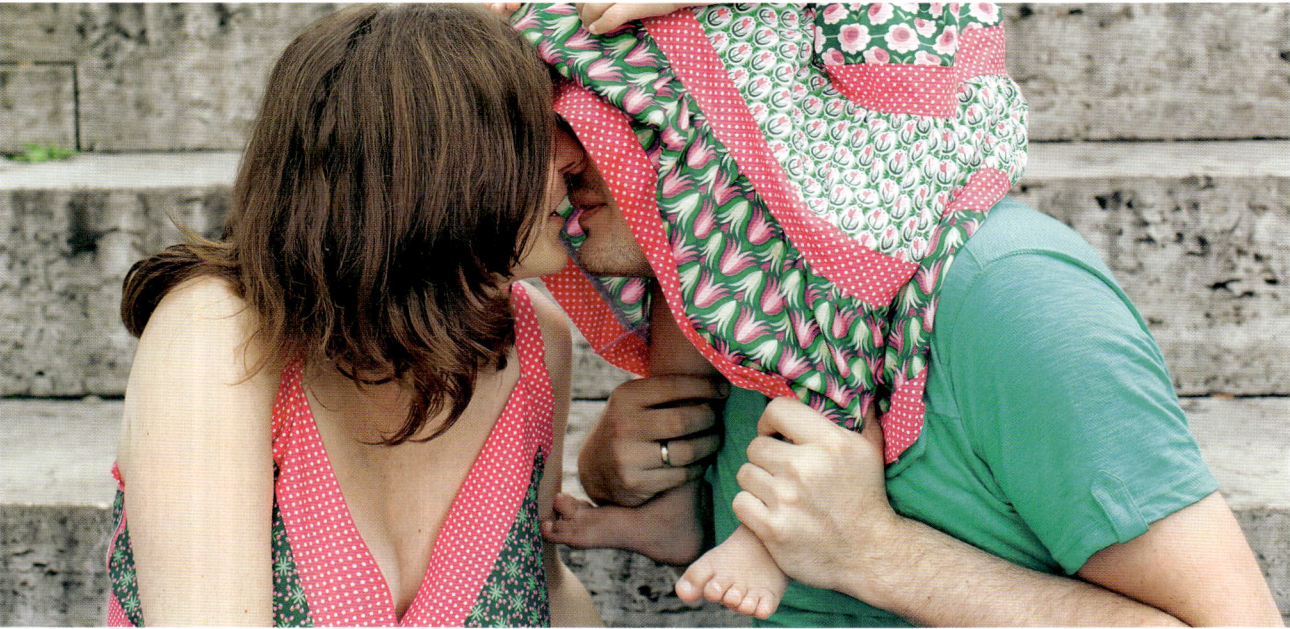

SONEA SONNENSCHEIN
Von Katharina Weides

Zwei Tage nach Soneas Geburt – wir hatten gerade ziemlich unsensibel die Diagnose Down-Syndrom um die Ohren gepfeffert bekommen – besuchte uns die Tante meines Mannes René im Krankenhaus. Sie trat so völlig unbefangen an Soneas Bettchen, dass ich gleich ansetzte: „Weißt du schon …?" „Ja und?", unterbrach sie mich, „das sind Sonnenscheinkinder!"

Sonnenscheinkinder. Das war so ziemlich das Schönste und Aufbauendste, was ich in den vergangenen Stunden gehört hatte. Und es zauberte sogar ein kleines Lächeln in mein tränenverschmiertes Gesicht. Sonnenscheinkinder. Wie passend, dass wir in der Schwangerschaft beschlossen hatten, unser Kind Sonea zu nennen, wenn es ein Mädchen wird. Sonea bedeutet Sonne, und auch Gold.

Ja, die Tage und Wochen nach der Diagnose waren wahrlich nicht die schönsten in meinem Leben. Aber das sollte sich schneller ändern, als ich es für möglich gehalten hatte. Nach Regen folgt bekanntlich Sonnenschein und so wurde aus Familie W. aus K. am R. irgendwie recht schnell Familie Sonnenschein. Seitdem scheint bei uns jeden Tag die Sonne. Na ja, das wäre jetzt ein klitzekleines bisschen gelogen …

Heute zum Beispiel kommt mein Sonnenschein aus der Kita und statt eines Küsschens bekomme ich zur Begrüßung ein fragendes „Eiiiiiis?" „Nein, wir haben kein Eis" – und ich leiere Sonea gleich noch das obligatorische „Schuhe aus! Jacke aus! Hände waschen!" hinterher, während sie zielstrebig in die Küche und zum Kühlschrank stampft. Sofort ziehen imaginäre dicke Gewitterwolken an unserer Küchendecke auf und Sonea fängt ein Riesen-Geschrei an, weil sie ihr Eis haben will. In Momenten wie diesen können Sie das mit dem Sonnenschein mal dezent vergessen. Hatte ich schon erwähnt, dass eine andere Wortbedeutung von Sonea auch Klang bzw. Laut ist? Nein? Hier ist es nämlich gerade ziemlich laut! Der kleine Dickkopf will nämlich partout seinen Willen, sprich: ein Eis. Da gibt es aus pädagogischer Sicht natürlich nur zwei Möglichkeiten: ignorieren oder … ignorieren. Eine Aufgabe für Fortgeschrittene.

Sonea und ich im Supermarkt. Ich halte mich für extrem clever, weil ich Sonea noch vor dem Eingang eine Brezel kaufe. Aber was nützt einem das, wenn im Supermarkt dann an jeder Ecke Überraschungseier lauern, die (aus mir nicht ganz verständlichen Gründen) von Sonea geliebt werden? Die Brezel fliegt also in hohem Bogen davon und Sonea brüllt den ganzen Laden zusammen. Laut, sehr laut. Sonea halt. Auch hier ist nix mit Sonnenschein. Die Leute gucken schon komisch und wahrscheinlich denken die alle, was ich in solchen Momenten auch gedacht hatte, bevor ich eigene Kinder hatte. Mit gesunder Gesichtsfarbe (und übrigens einer optimalen Deo-Belastungstest-Situation) versuche ich, das Kind irgendwie ruhig zu stellen, und vergesse dafür beim Einkauf die Hälfte. Multitasking ist leider defekt. Völlig gestresst versuche ich es also mit Bestechung und säusele zähneknirschend: „Wenn du jetzt lieb bist und aufhörst zu schreien, dann bekommst du dein Überraschungsei!" Ich weiß, pädagogisch gesehen eine rote Karte für mich. Aber hey: Das ist der ultimative Off-Knopf in Momenten wie diesen.

Wenn dann abends Bettzeit ist … Sie ahnen es, oder? Nun ja, vielleicht fragen Sie sich gerade, was ein Kind, das sich ziemlich intensiv in der Trotzphase befindet (die übrigens alles andere als entwicklungsverzögert kam, dafür umso hartnäckiger ausgelebt wird), denn mit Sonnenschein zu tun hat. Ist es nicht so, dass wir gerne dazu neigen, über die Dinge zu schimpfen, die nicht so toll laufen, und darüber dann ganz vergessen, wie gut es uns eigentlich geht?

Die Jahre nach Soneas Geburt haben mich mehr gelehrt als mein ganzes Leben davor. Sonea hat mir die Augen für viele Dinge geöffnet. Und vor allem hat sie mir gezeigt, dass man nicht seine Zeit damit verschwenden sollte, nach dem großen Glück zu suchen, wenn man schon längst das kleine Glück gefunden hat. Und manchmal ist das kleine Glück eben das Größte auf Erden.

Und übrigens: nach Regen folgt immer Sonnenschein … Außerdem kommt es viel häufiger vor, dass Sonea mir nach einem Kita-Tag stürmisch um den Hals fällt und mich begrüßt, als hätten wir uns Ewigkeiten nicht mehr gesehen. Einkaufen mit Sonea kann auch Spaß machen. Sie liebt es nämlich, den Einkaufswagen zu schieben und voll zu packen (zugegeben, es dauert immer ein wenig, bis wir die Hindernisparcours bestehend aus Überraschungseiern und anderen Kinderlockmitteln passiert haben) und anschließend alles fleißig auf das Kassierband zu legen. Sie schafft es, dem muffeligsten Menschen im Supermarkt ein Lächeln zu entlocken, und zieht mit ihrer Fröhlichkeit sämtliche Blicke plötzlich lächelnder Menschen auf sich. Ein Regenbogen mitten im Supermarkt und am Ende des Regenbogens … Sonea.

Ich könnte immer weiter machen mit meinen Aufzählungen auf der Sonnenseite. Aber sollten Sie selbst so einen Sonnenschein zu Hause haben, dann ist das gar nicht nötig. Denn dann ertappen Sie sich nämlich gerade mit einem Gedanken an einen Sonnenschein-Moment beim Lächeln, ganz bestimmt. Ich sehe, wir verstehen uns.

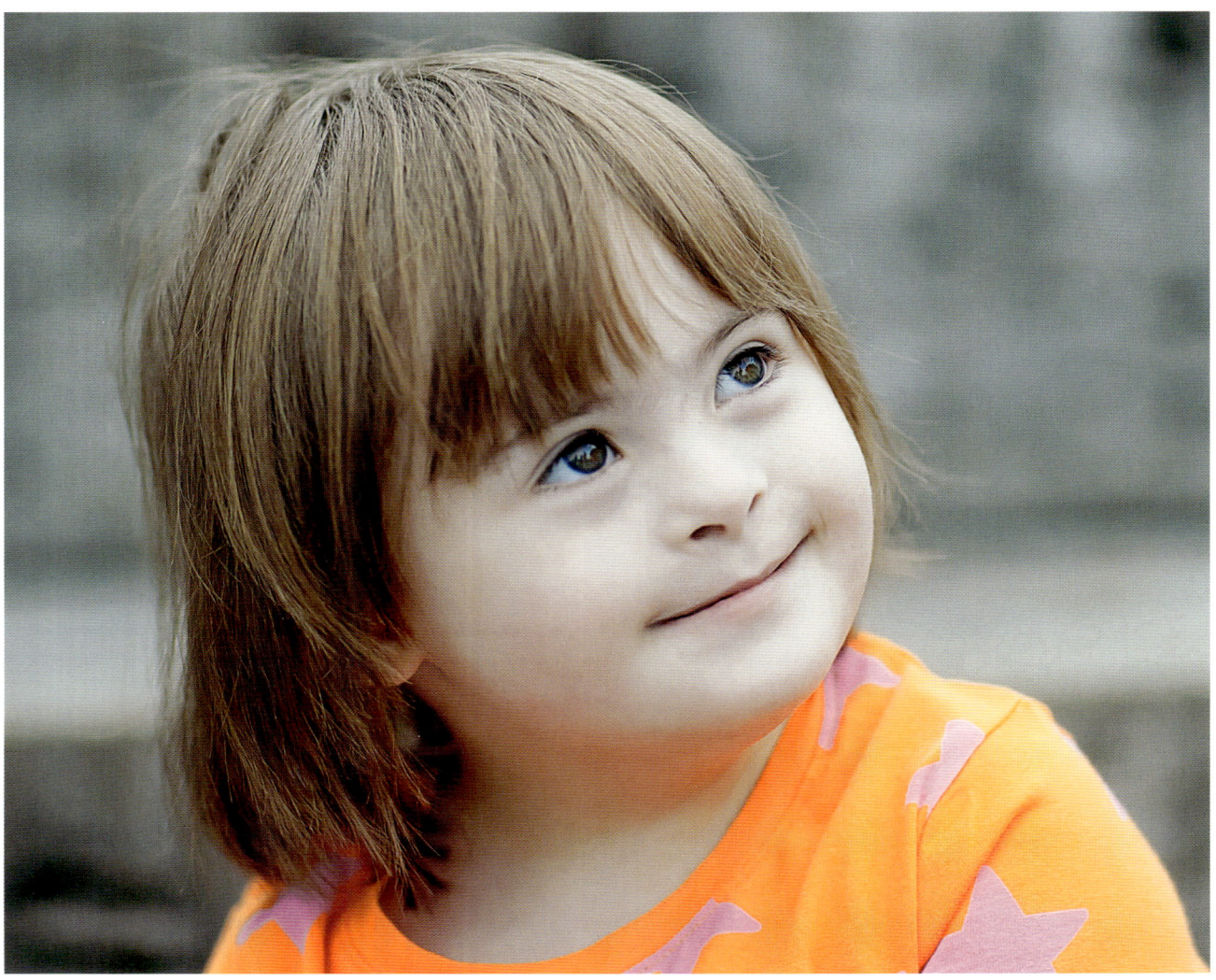

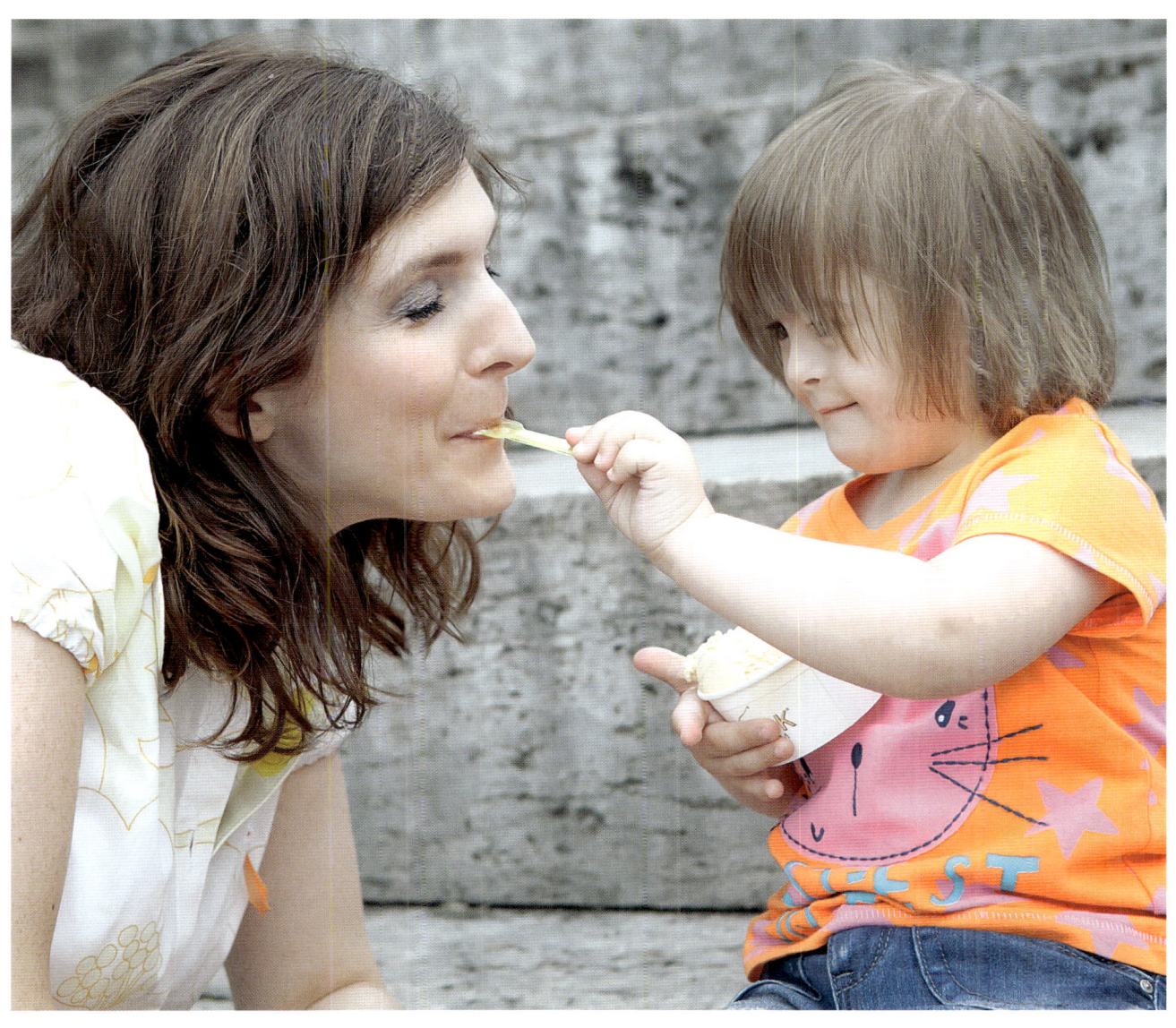

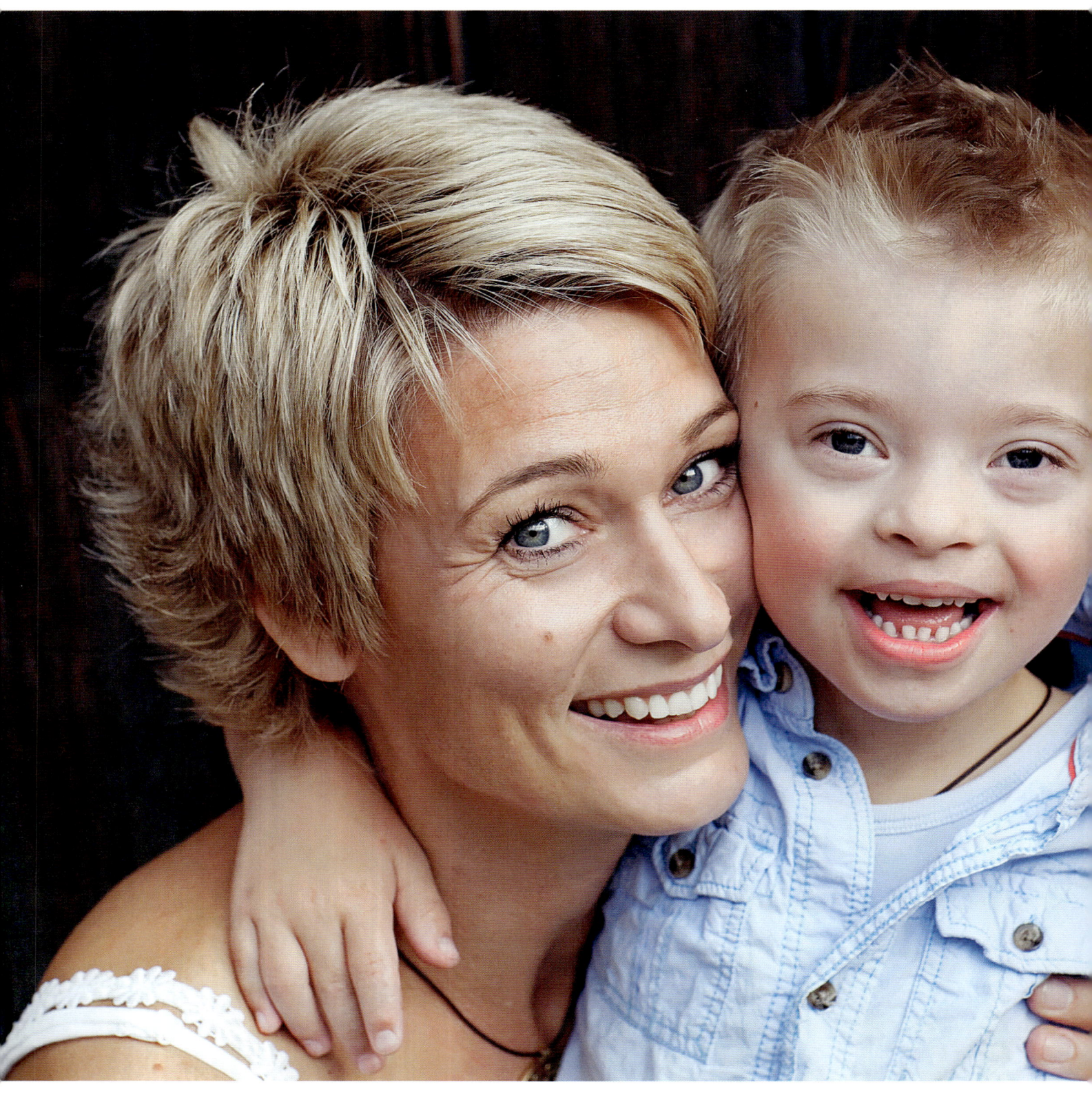

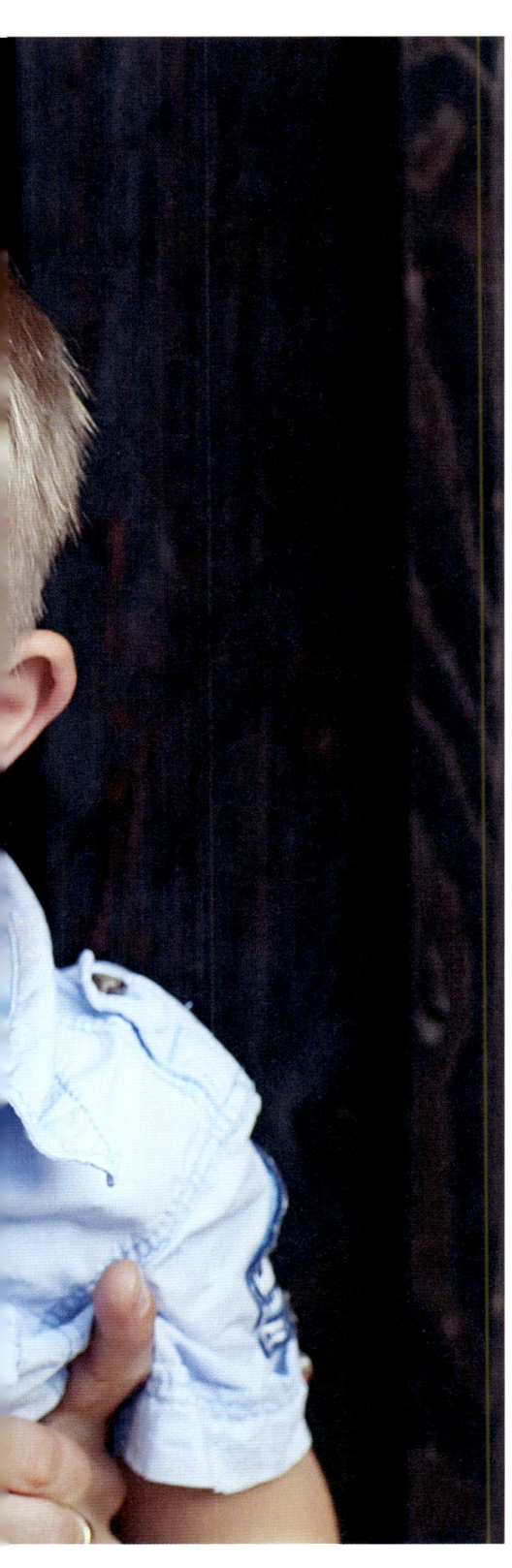

Bonnie & Tom

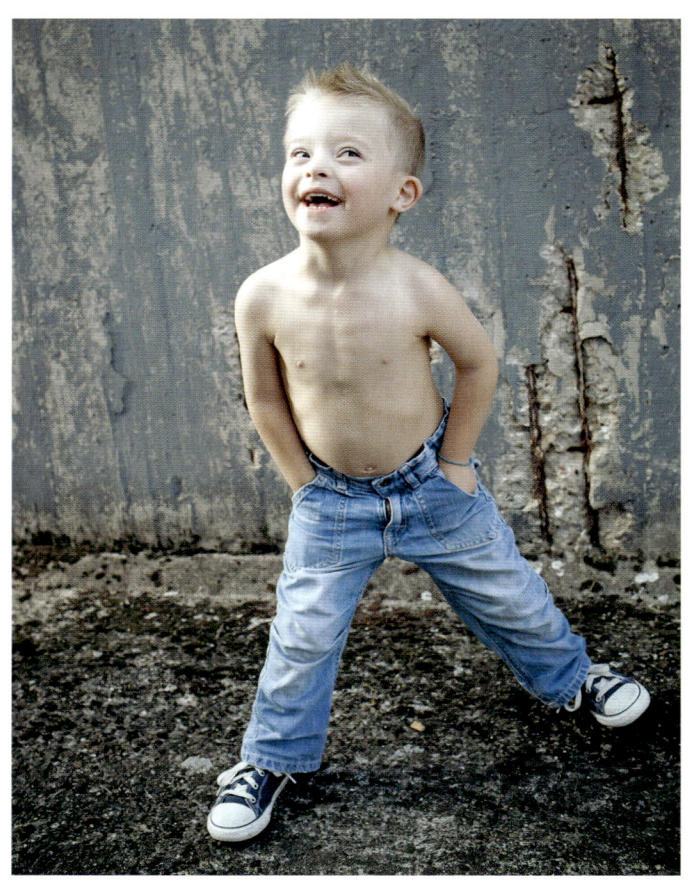
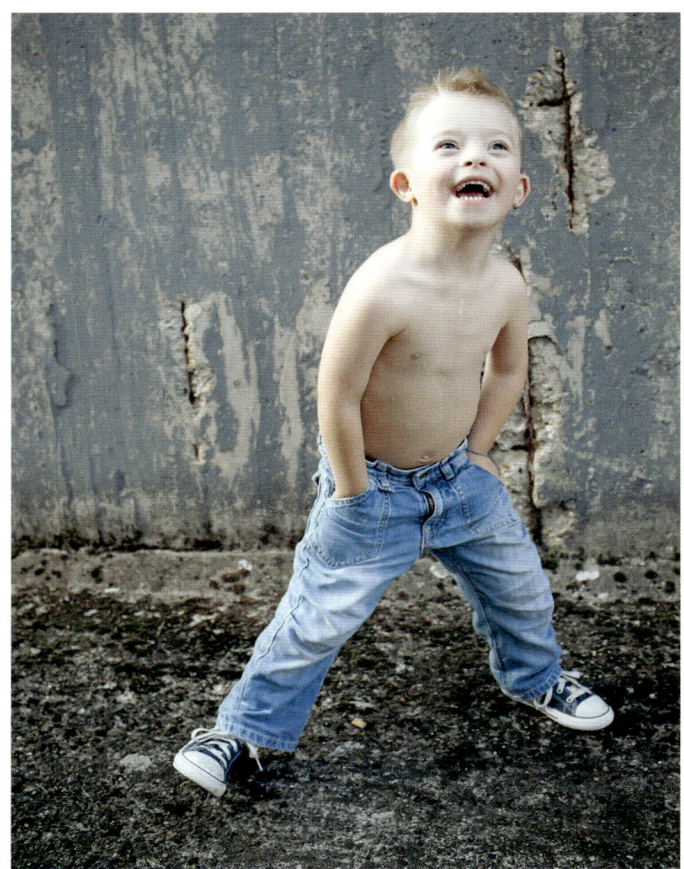
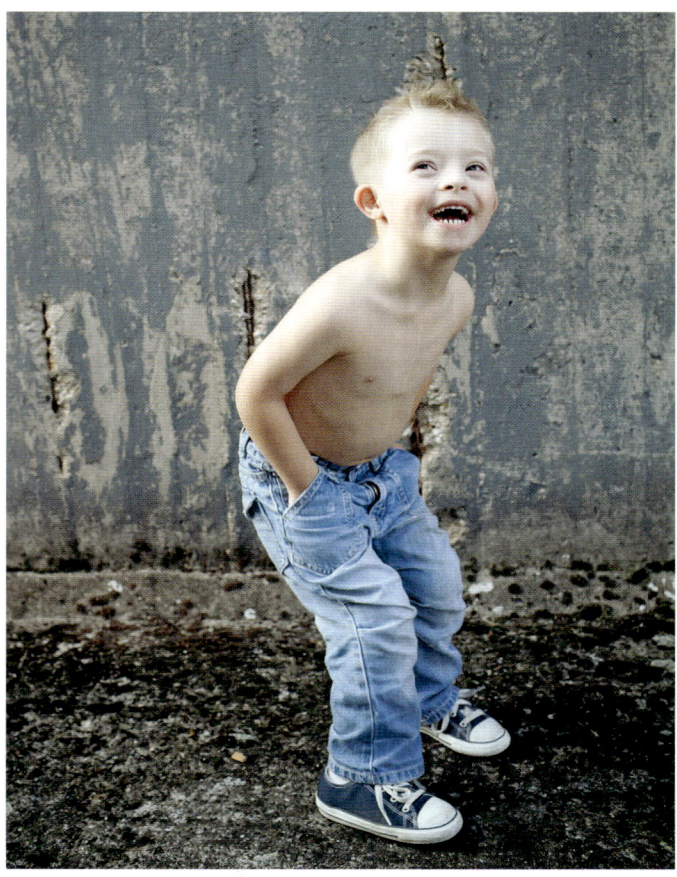
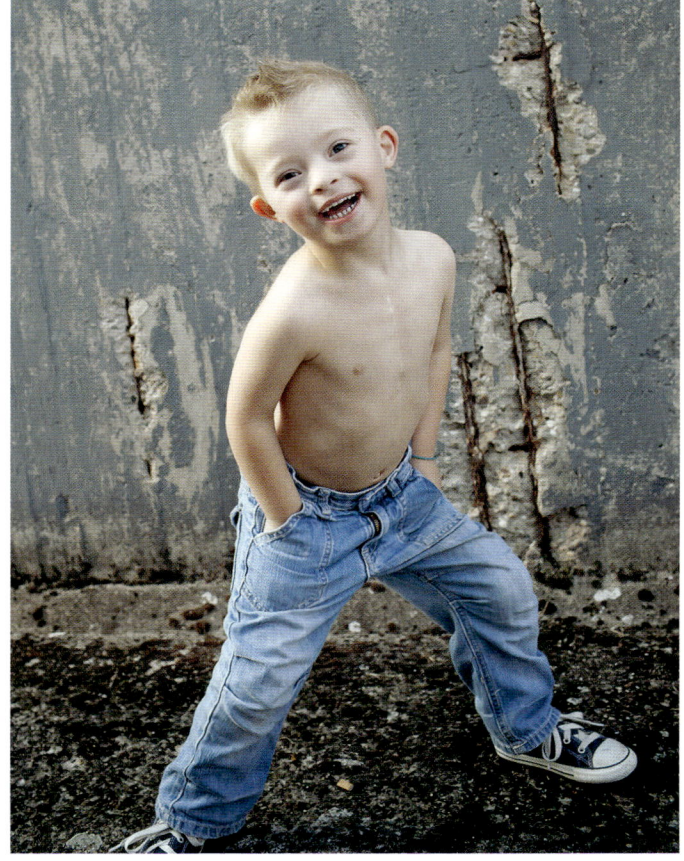

KLEINER PROFESSOR
Von Bonnie Wohlers

Kleiner Professor,
so wirst du genannt.
Das goldene Kind, das mit der Sonne um die Wette strahlt.
Deine Geburt zu Hause im Kerzenschein – so schön, so perfekt. Perfekt wie du, kleiner blonder Junge.
Dann die Ahnung: Du bist anders.
Aus dem hellen Weiß wird Schwarz, Sumpf, Morast.
Schwere, die mich hinabreißt. Enge, die mein Herz zusammenpresst.
Wer bist du? Wo kommst du her?
Tests, Maschinen, Nadeln, Schnitte, Herz raus und wieder rein.
Ich nähre dich, du wächst, ich erfülle meine Pflicht.
Dann langsam, langsam – Verstehen, Liebe.
Ich lasse das andere, nie geborene Kind meiner Träume los und lasse dich rein.
Du vertraust mir, du schaust mir in die Seele mit deinen blauen Augen mit tausend Funkelsternen.
Ich kann es schaffen – mit deiner Hilfe.
Der Mensch sieht nur, was außen ist, der Herr aber sieht das Herz.
Frieden macht sich in mir breit.
Dankbarkeit.
Ich möchte die Welt umarmen vor Glück über dein Leben, unser Leben, deine Mutter sein zu dürfen.
Du bist auf die Erde gekommene Liebe.
Du trägst alles Wissen der Welt in dir, ein echter, wirklicher Mensch bist du.
Ich verspreche dir, niemals in deinem Weg zu stehen. Ich glaube an dich, ich traue dir alles zu.
Ich helfe dir – du hilfst mir.
Ich bin gewachsen, erwachsen dank dir.
Ohne dich bin ich halb. Bleib bei mir.
Doch geh deinen eigenen Weg. Ich lasse dich los, denn du hast Flügel.
Du bist Tom. Ich liebe dich.

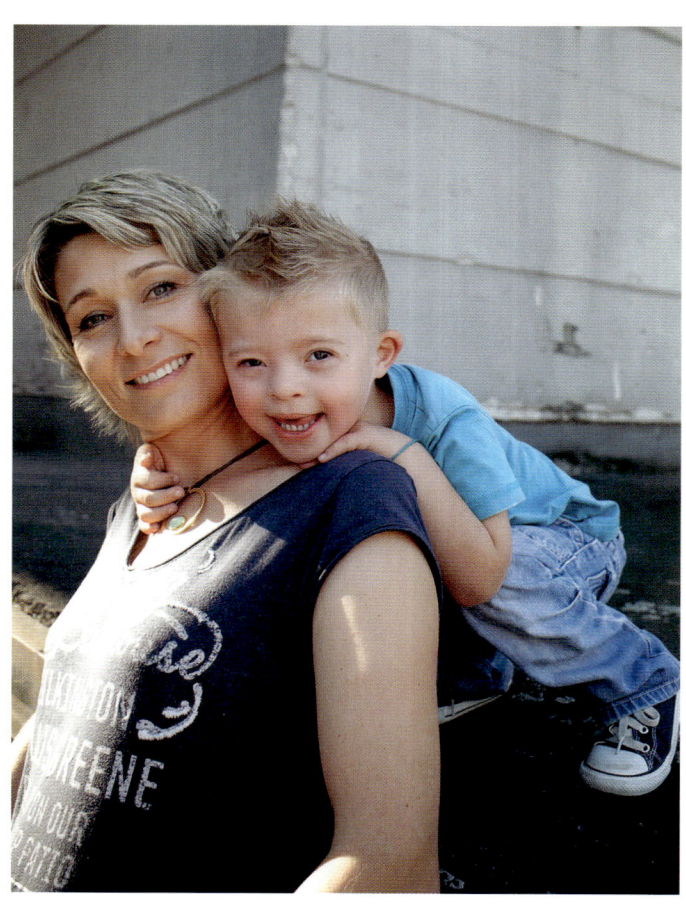
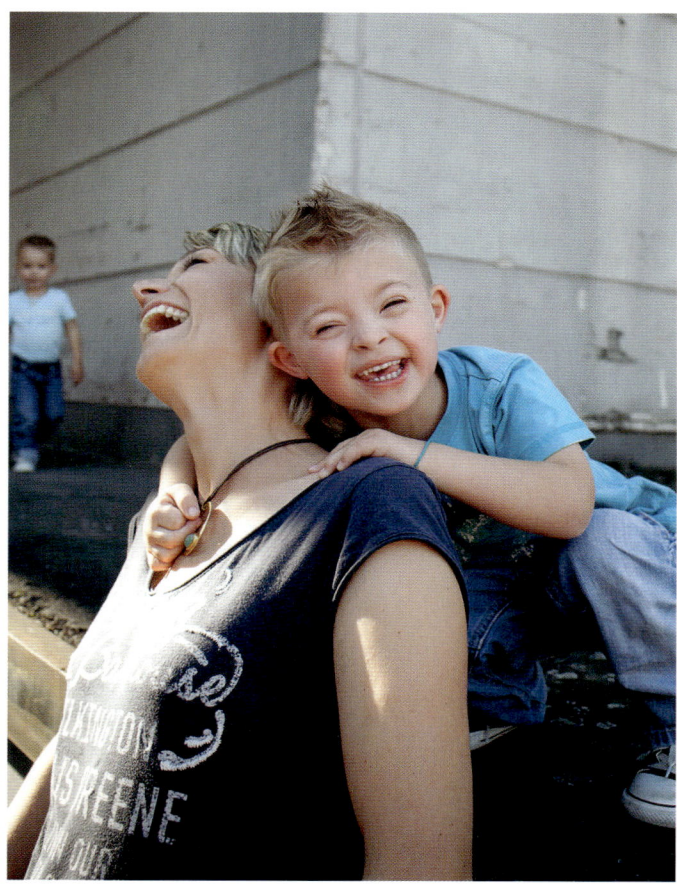

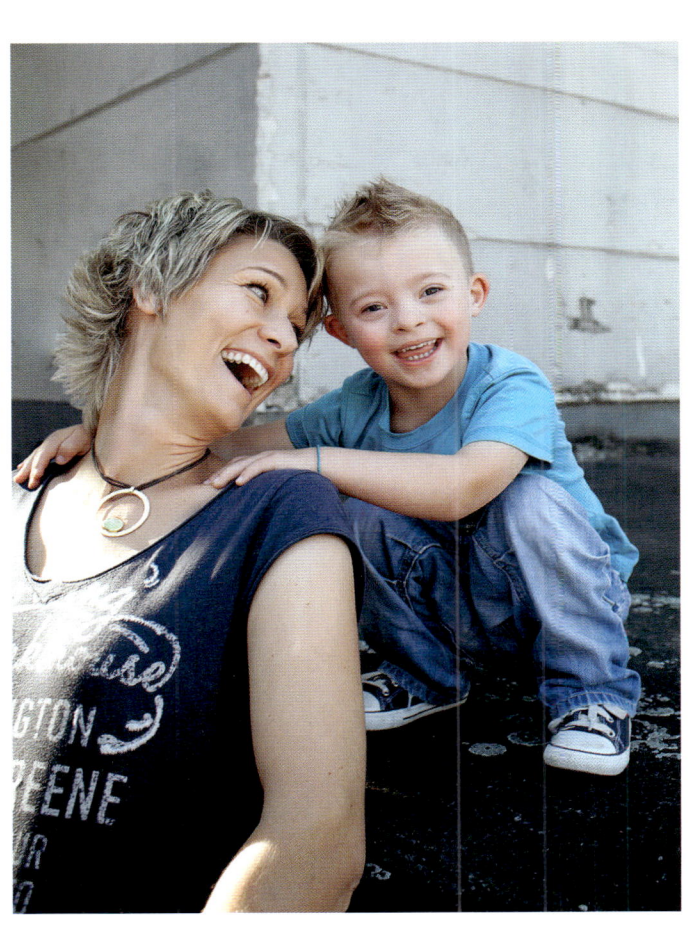
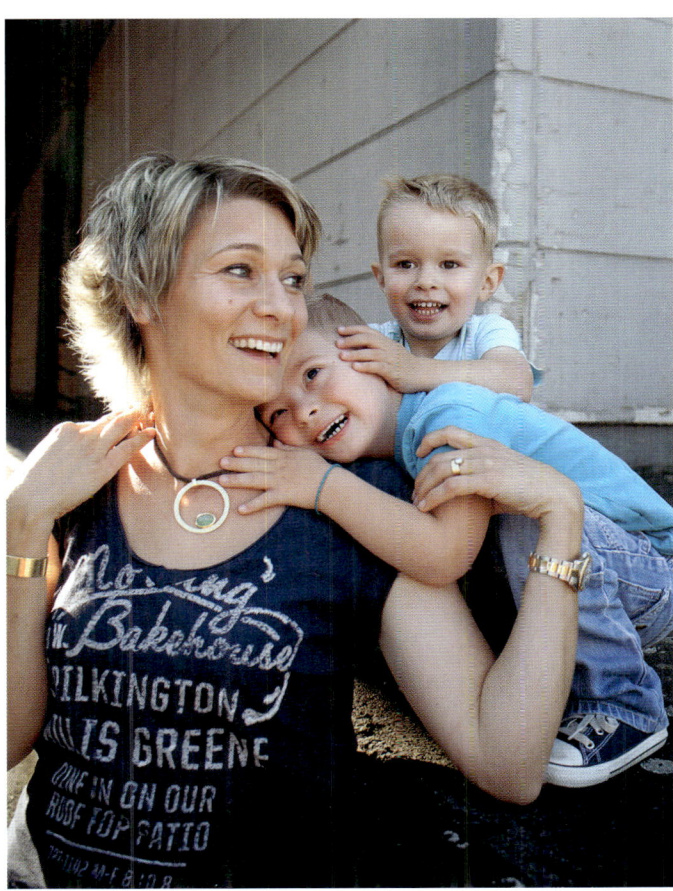

DIE CHANCE

Vom Schock der Diagnose haben sich die einen schneller, die anderen langsamer erholt. In einer Sache sind wir uns aber alle einig, wie ich in vielen Gesprächen feststellen konnte: Wir Mütter sehen die Einzigartigkeit unserer Kinder auch als einzigartige Chance.

Die Chance, persönlich zu wachsen, reifer und stärker zu werden. Die Chance, herauszufinden, was wirklich wichtig ist. Auf einmal ist man in der Lage, sich auch an ganz kleinen, banalen Anlässen zu freuen. Die Chance, zu begreifen, wie unwichtig Äußerlichkeiten sind, denen man früher vielleicht eine sehr hohe Bedeutung beigemessen hat. Die Chance, die entscheidenden Weichen in unserem Leben zu stellen. Die Chance, herauszufinden, auf wen man wirklich zählen kann. Die Chance, wunderbare Menschen kennen zu lernen, die man sonst vielleicht nie getroffen hätte. Die Chance, das, was man gelernt und erfahren hat, an andere weiterzugeben. Die Chance, zu lernen, ganz im Augenblick zu leben. Und nicht zuletzt die Chance, nicht unsere Augen sehen zu lassen, sondern unsere Herzen. So, wie es uns unsere Kinder vormachen.

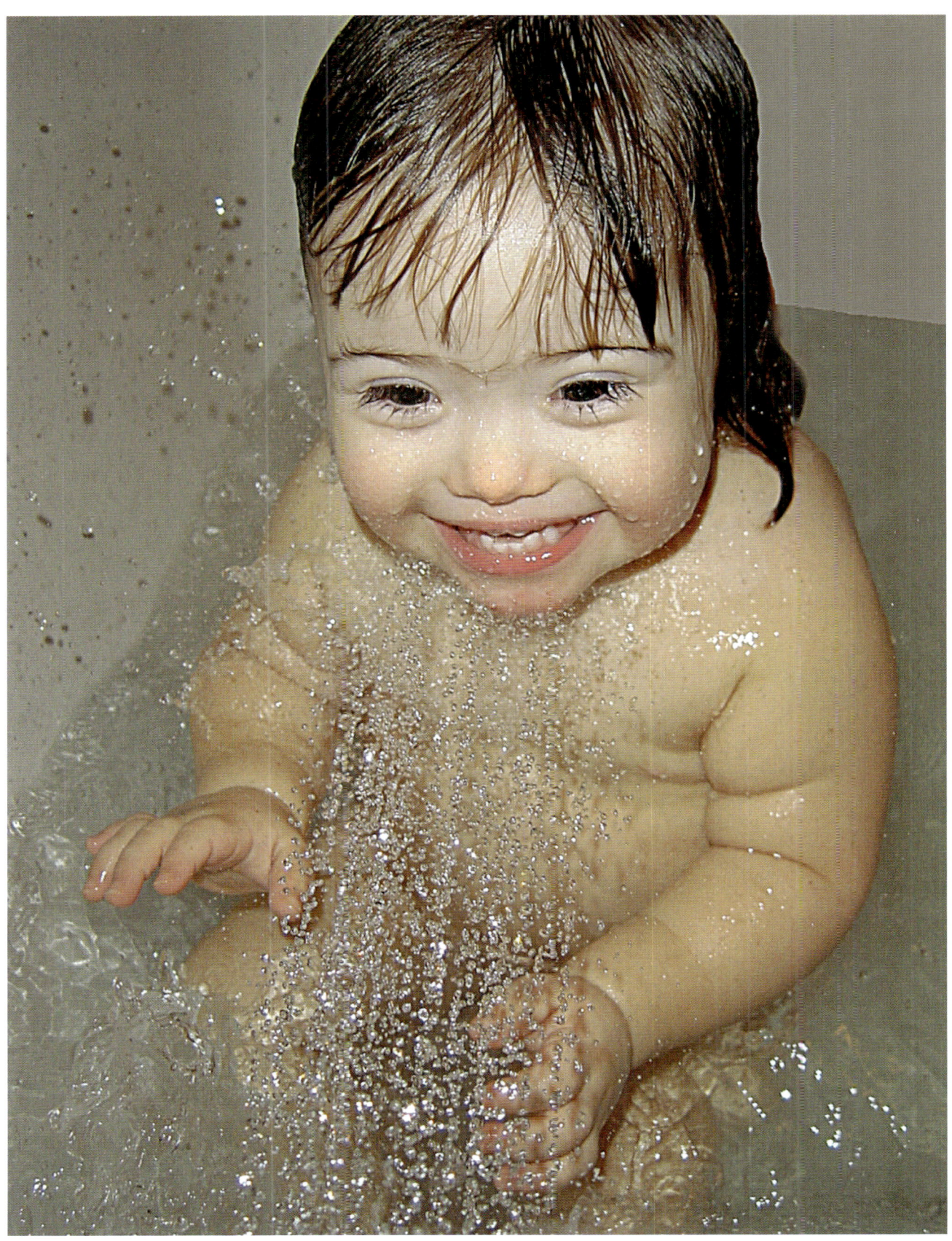

DIE SPEZIALMUTTER
Von Erma Bombeck

Die meisten Frauen werden durch Zufall Mutter, manche freiwillig, einige unter gesellschaftlichem Druck und ein paar aus reiner Gewohnheit. Dieses Jahr werden 100.000 Frauen Mütter von Kindern mit einer Behinderung

Haben Sie sich schon einmal Gedanken darüber gemacht, nach welchen Gesichtspunkten die Mütter dieser Kinder ausgewählt werden?

Ich stelle mir Gott vor, wie er über der Erde schwebt und sich die Werkzeuge der Arterhaltung mit größter Sorgfalt und Überlegung aussucht. Er beobachtet genau und diktiert dann seinen Engeln Anweisungen ins riesige Hauptbuch.

„Neumann, Lisa: Sohn. Schutzheiliger: Matthias. Förster, Ute: Tochter. Schutzheilige: Cäcilie. Bollmann, Karola: Zwillinge. Schutzheiliger? Gebt ihr Gerhard, der ist es gewohnt, dass geflucht wird."

Schließlich nennt er dem Engel einen Namen und sagt lächelnd: „Ihr gebe ich ein Kind mit einer Behinderung." Der Engel wird neugierig: „Warum gerade ihr, o Herr? Sie ist doch so glücklich."

„Eben deswegen", sagt Gott lächelnd. „Kann ich einem behinderten Kind eine Mutter geben, die das Lachen nicht kennt? Das wäre grausam."

„Aber hat sie denn die nötige Geduld?", fragt der Engel.

„Ich will nicht, dass sie zuviel Geduld hat, sonst ertrinkt sie in einem Meer von Selbstmitleid und Verzweiflung. Wenn der anfängliche Schock und Zorn erst abgeklungen sind, wird sie es tadellos schaffen. Ich habe sie heute beobachtet. Sie hat den Sinn für Selbständigkeit und Unabhängigkeit, die bei Müttern so selten und so nötig sind. Verstehst du: Das Kind, das ich ihr schenken werde, wird in seiner eigenen Welt leben. Und sie muss es zwingen, in der ihren zu leben, das wird nicht leicht werden."

„Aber, Herr, soviel ich weiß, glaubt sie nicht einmal an dich."

Gott lächelt. „Das macht nichts, das bringe ich schon in Ordnung. Nein, sie ist hervorragend geeignet. Sie hat genügend Egoismus."

Der Engel ringt nach Luft. „Egoismus? Ist das denn eine Tugend?"

Gott nickt. „Wenn sie sich nicht gelegentlich von dem Kind trennen kann, wird sie das alles nicht überstehen. Diese Frau ist es, die ich mit einem Kind beschenken werde, das besondere Hilfe braucht. Sie weiß es zwar noch nicht, aber sie ist zu beneiden. Nie wird sie ein gesprochenes Wort als etwas Selbstverständliches hinnehmen. Nie einen Schritt als etwas Alltägliches. Wenn ihr Kind zum ersten Mal ‚Mama' sagt, wird ihr klar sein, dass sie ein Wunder erlebt. Wenn sie ihrem blinden Kind einen Baum, einen Sonnenuntergang schildert, wird sie ihn so sehen, wie nur wenige Menschen meine Schöpfung sehen.

Ich werde ihr erlauben, alles deutlich zu erkennen, was auch ich erkenne – Unwissenheit, Grausamkeit, Vorurteile –, und ich werde ihr erlauben, sich darüber zu erheben. Sie wird niemals allein sein. Ich werde bei ihr sein, jeden Tag ihres Lebens, jede einzelne Minute, weil sie meine Arbeit eben so sicher tut, als sei sie hier neben mir."

„Und was bekommt sie für einen Schutzheiligen?", fragt der Engel mit gezückter Feder.

Da lächelt Gott. „Ein Spiegel wird genügen."

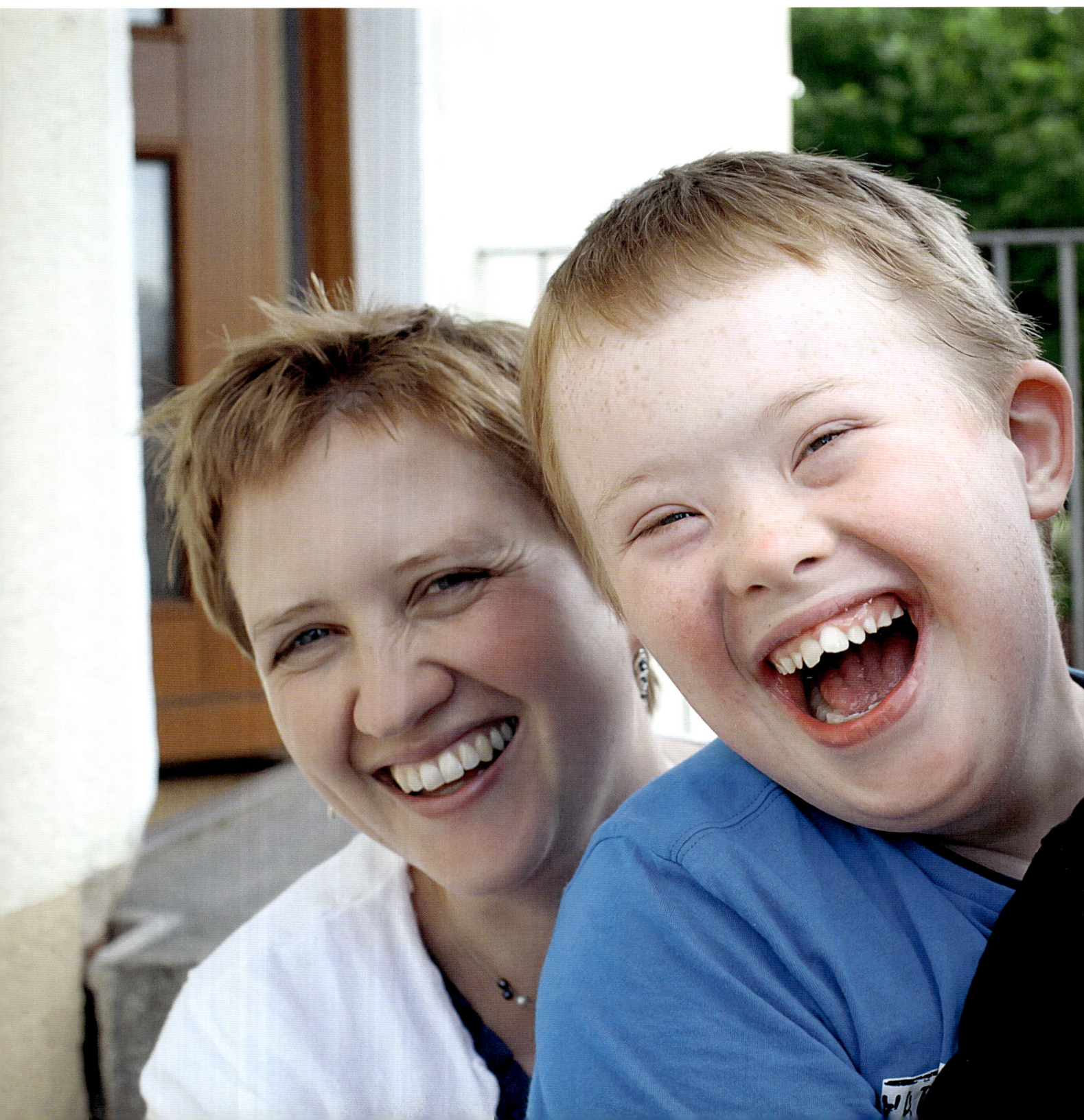

Carolin & Alexander und Samuel

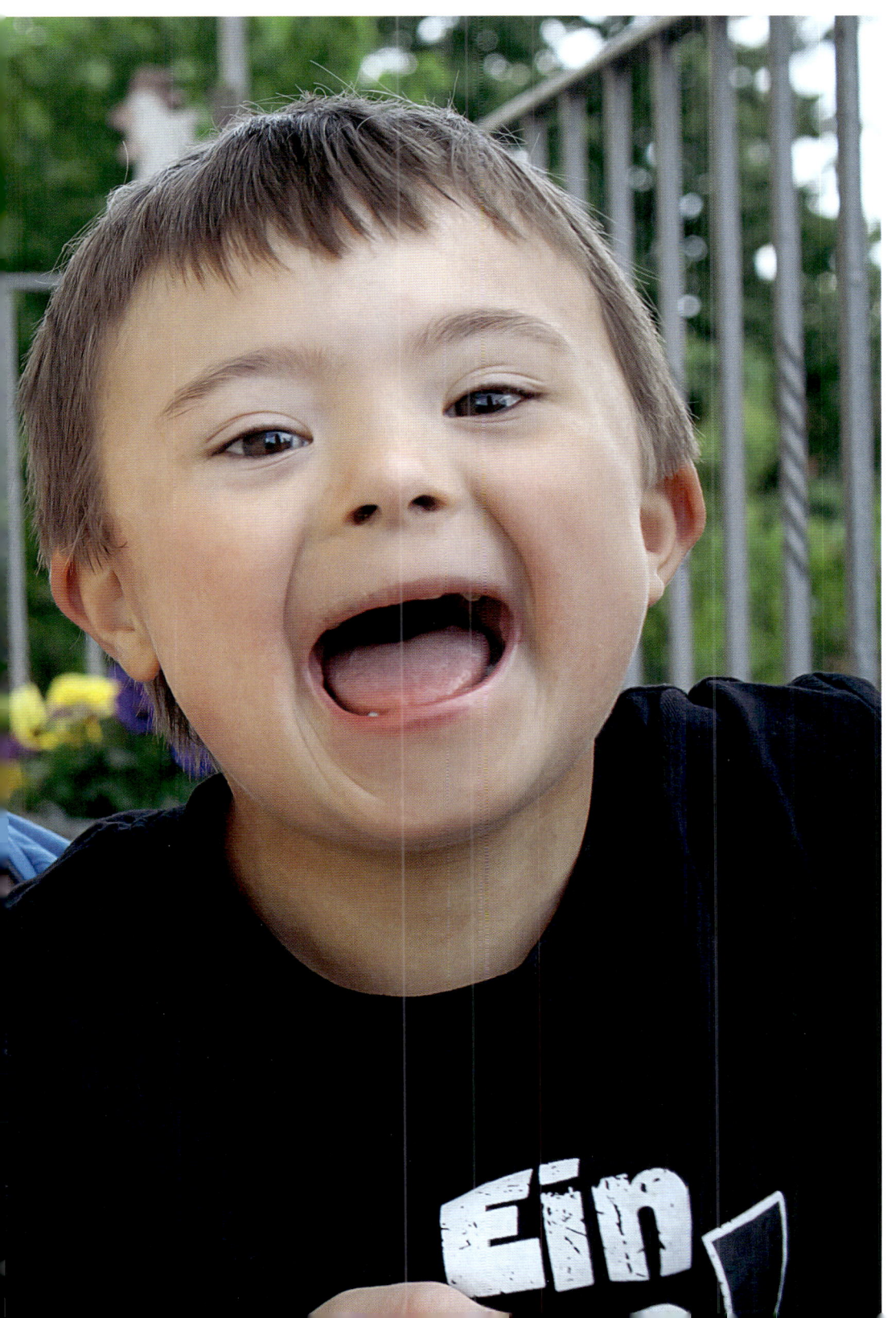

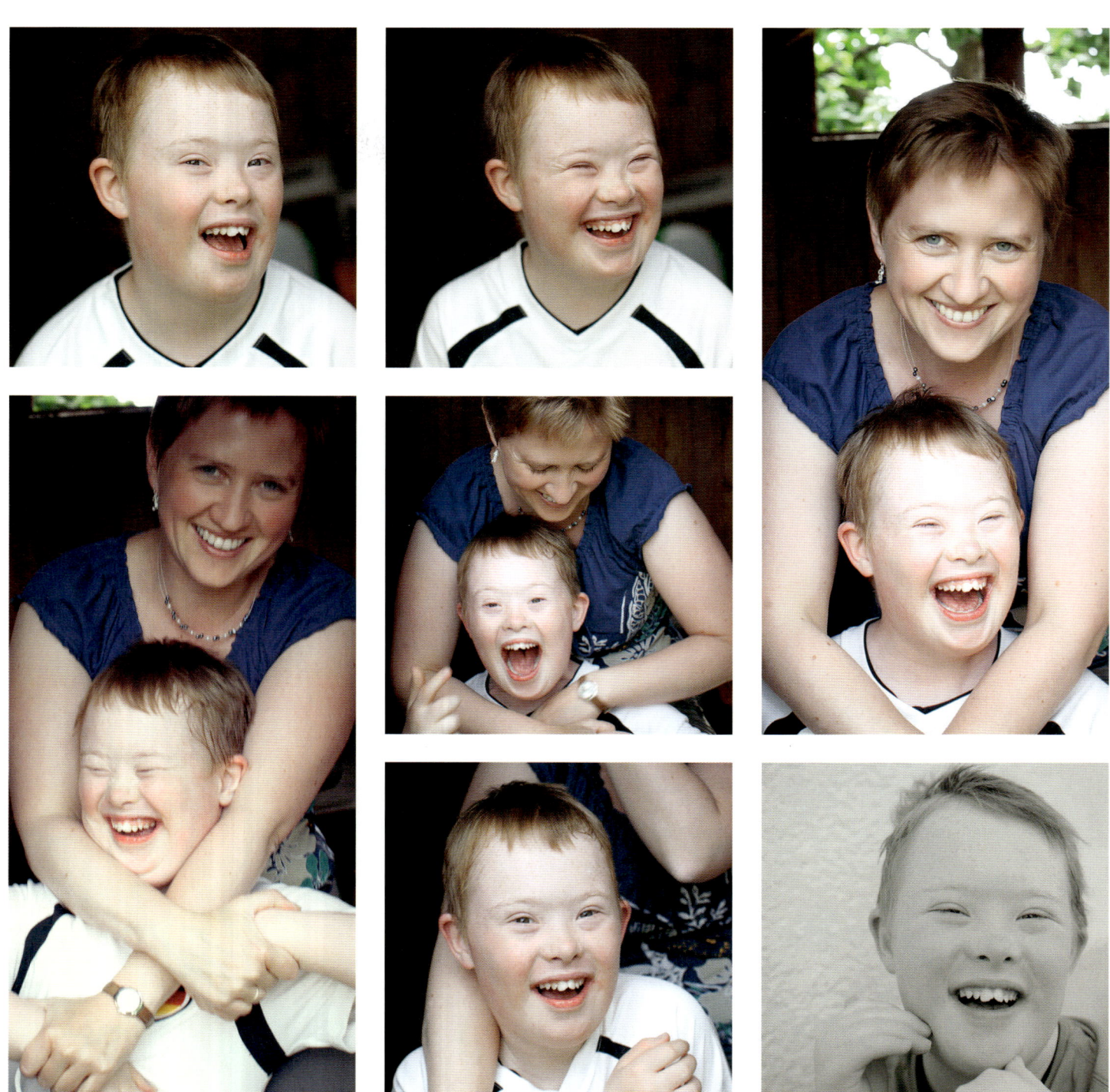

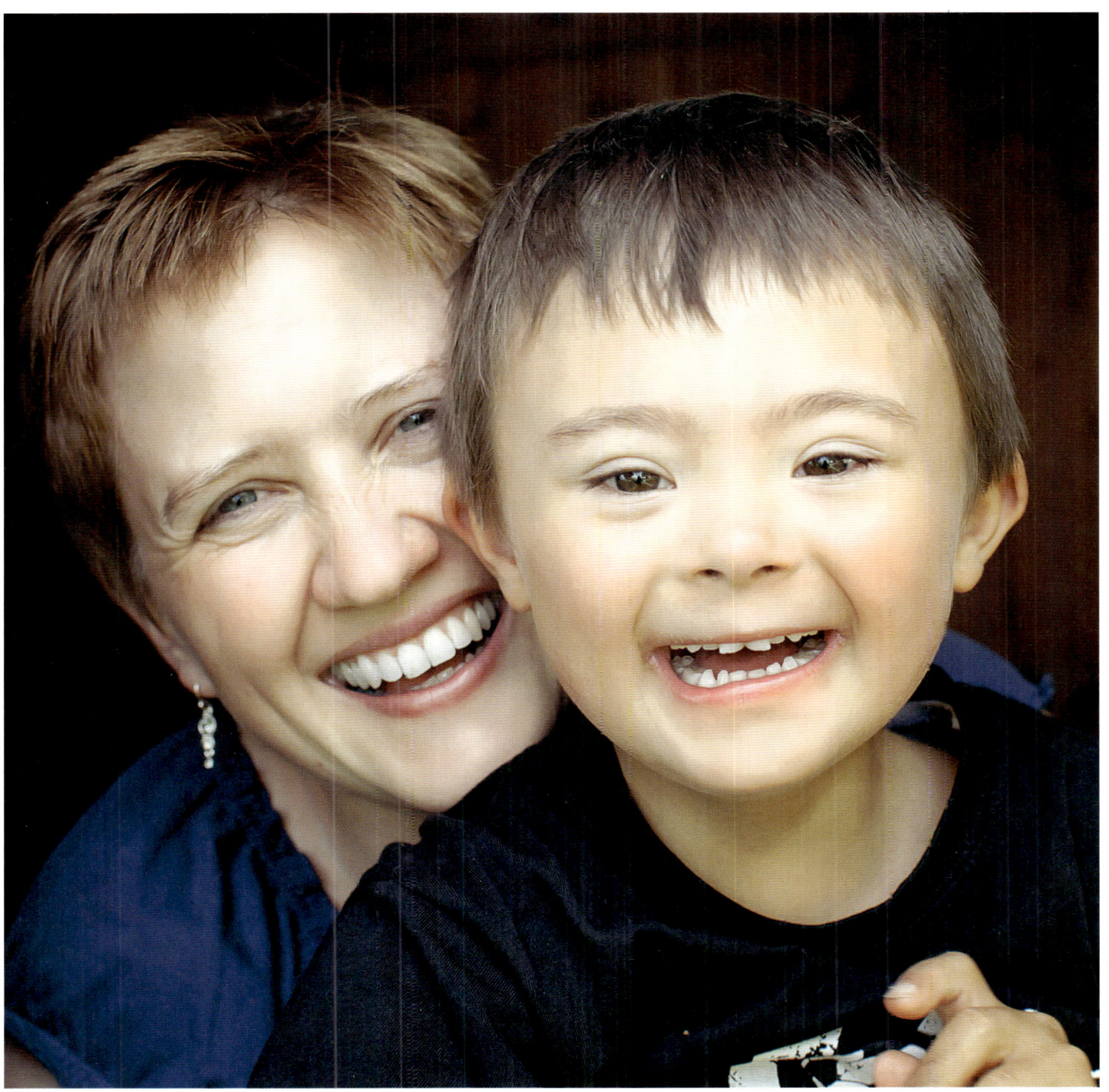

REICH BESCHENKT
Von Carolin Neufeld

Drei Wochen Mutter-Kind-Kur liegen hinter uns. Drei Wochen ohne Haushalt: Einkaufen, Kochen, Wäsche, Putzen, Telefon … Mal richtig Zeit für mich und meine beiden einzigartigen Jungs Alexander und Samuel! Natürlich haben sie sich auch die Magen-Darm-Grippe eingefangen und leider waren die Nächte ganz schön anstrengend – irgendwie hatten die beiden Mühe, einfach mal im eigenen Bett durchzuschlafen.

Aber wir hatten Zeit! Und das hat uns richtig gut getan. Wir waren Indianer im Dunkeln am Lagerfeuer, mit Stockbrot und Trommelklang, im tief verschneiten Inntal. Beim anschließenden Rutschen und Schaukeln auf dem Spielplatz leuchteten über uns die Sterne. Wir haben getanzt, waren reiten – und sind zusammen so viel Schlitten gefahren wie noch in keinem Winter. Im Schwimmbad waren wir drei so oft wie im ganzen letzten Jahr nicht …

Alexander und Samuel waren von der ersten Minute an souverän im Kinderprogramm dabei (nur wenige Kinder hatten ein Handicap) und haben das toll gemeistert.

Ja, sie haben die Zeit in vollen Zügen genossen. Und das haben sie auch gezeigt, und zwar so unmittelbar, dass alle Mitarbeiter und auch die anderen Familien, die ebenfalls gerade zur Kur waren, das auch mitbekamen. Diese überschäumende Lebensfreude, dieses absolute Leben im Jetzt! Alexander verteilte unzählige Handküsse für die Damen aus der Küche, Samuel applaudierte bei fast jeder Mahlzeit, wenn das Essen an den Tisch gebracht wurde. Beim therapeutischen Reiten sang Samuel lauthals und herrlich schräg das Lied von Michel aus Lönneberga, Alexander schlüpfte in die Rolle des kleinen Indianers Yakari und ritt begeistert im Galopp über die Prärie (auch wenn es für Laien so aussah, als werde sein Pferd einfach in der Reithalle im Kreis geführt …).

Wo wir waren, waren wir zu 100 Prozent, und das hinterlässt Spuren auf den Gesichtern derer, die uns begegnen – die gerade teilhaben an unserem Glück.

Ich bin Gott sehr dankbar für meine beiden außergewöhnlichen Söhne, ich bin eine reich beschenkte Mama. Dankbar für ein Leben, das natürlich herausfordernd ist. Aber randvoll gepackt mit Liebe!

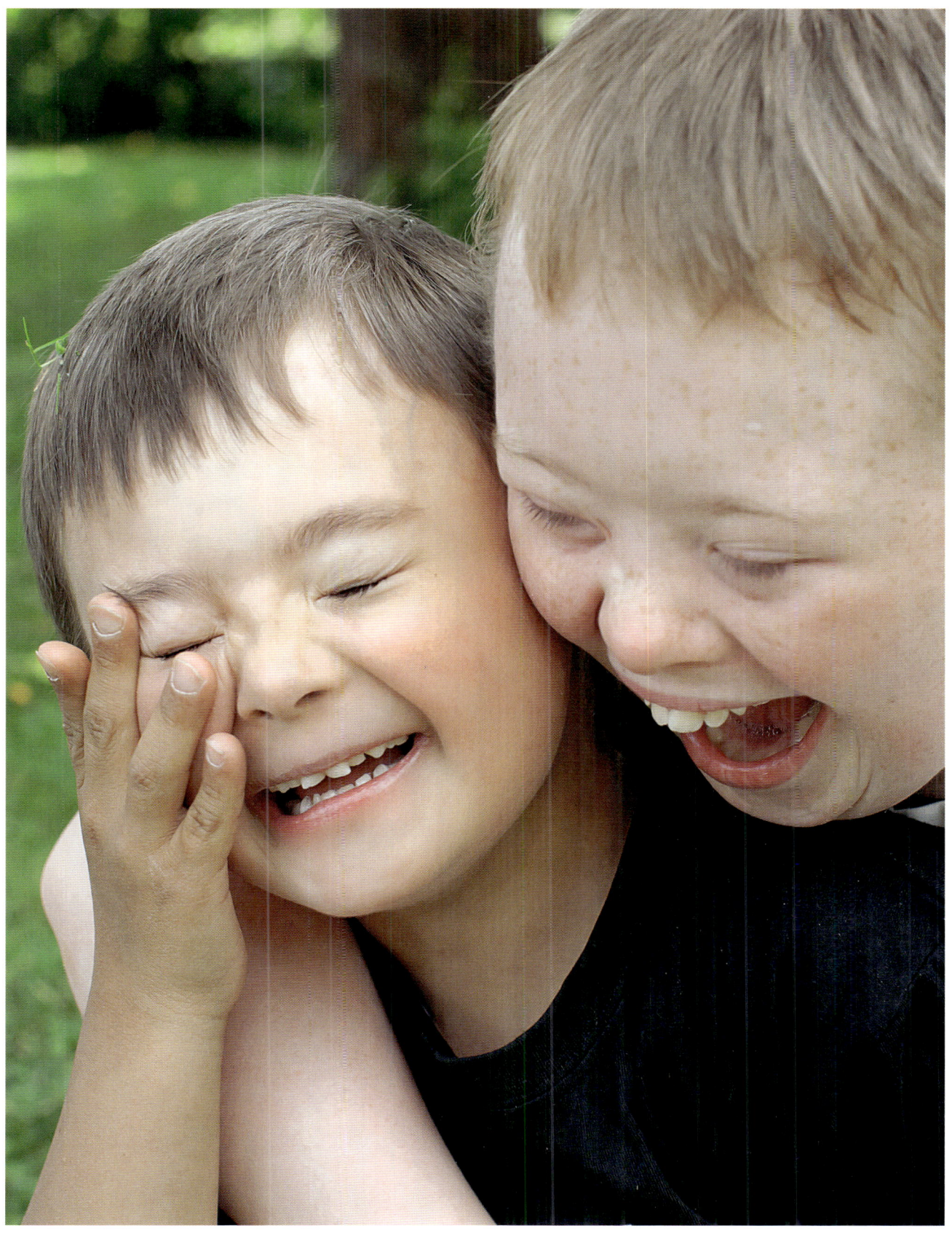

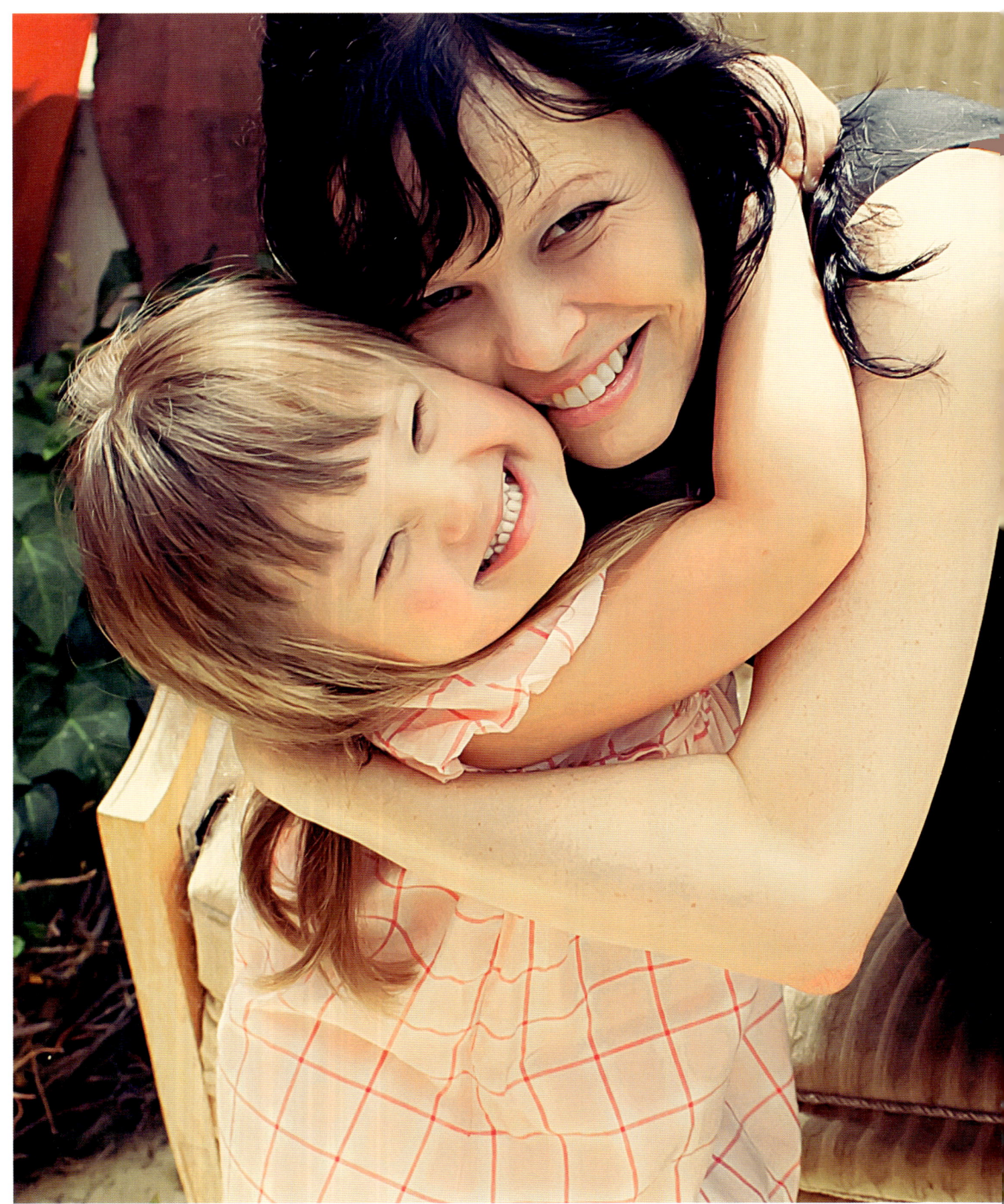

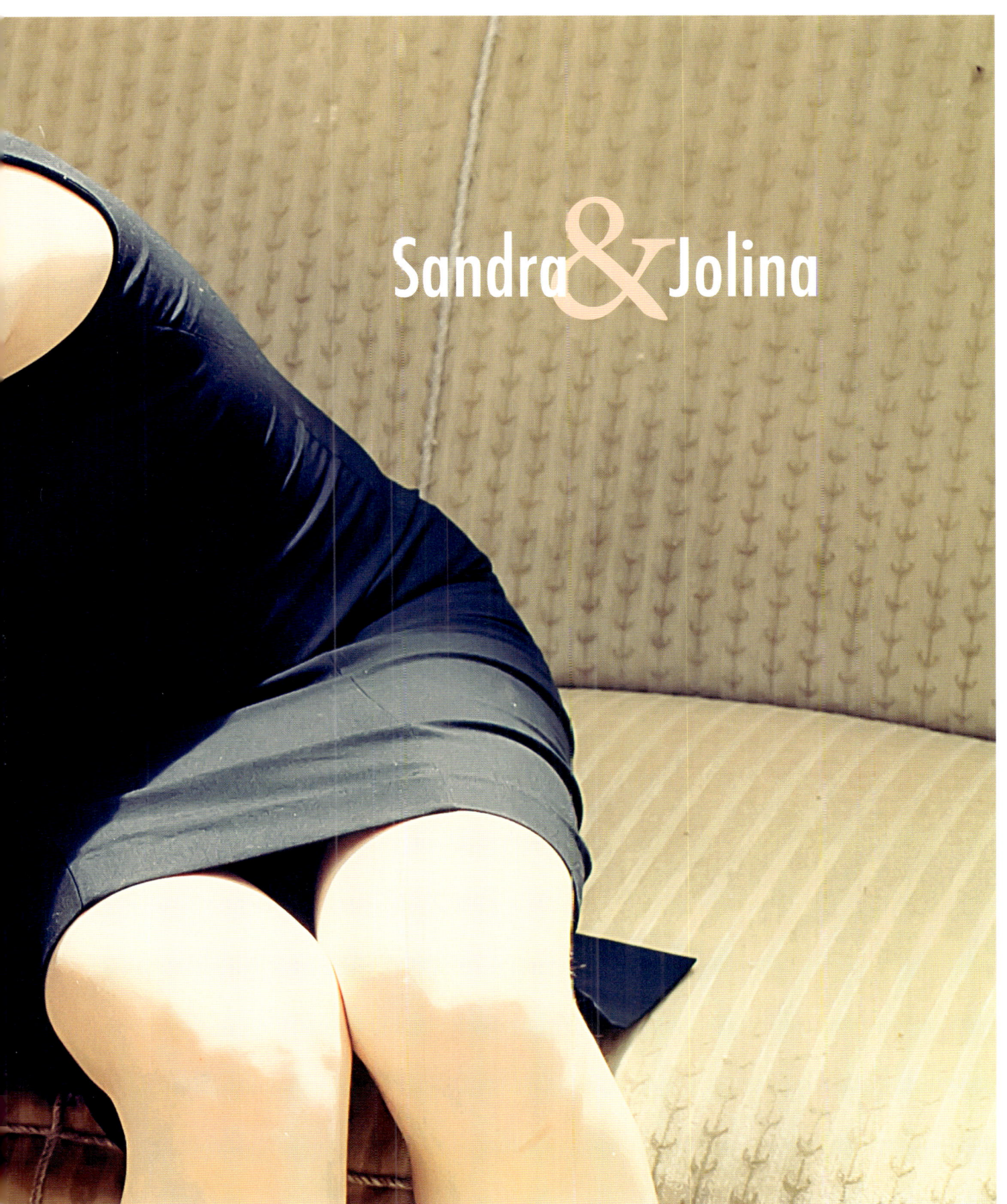

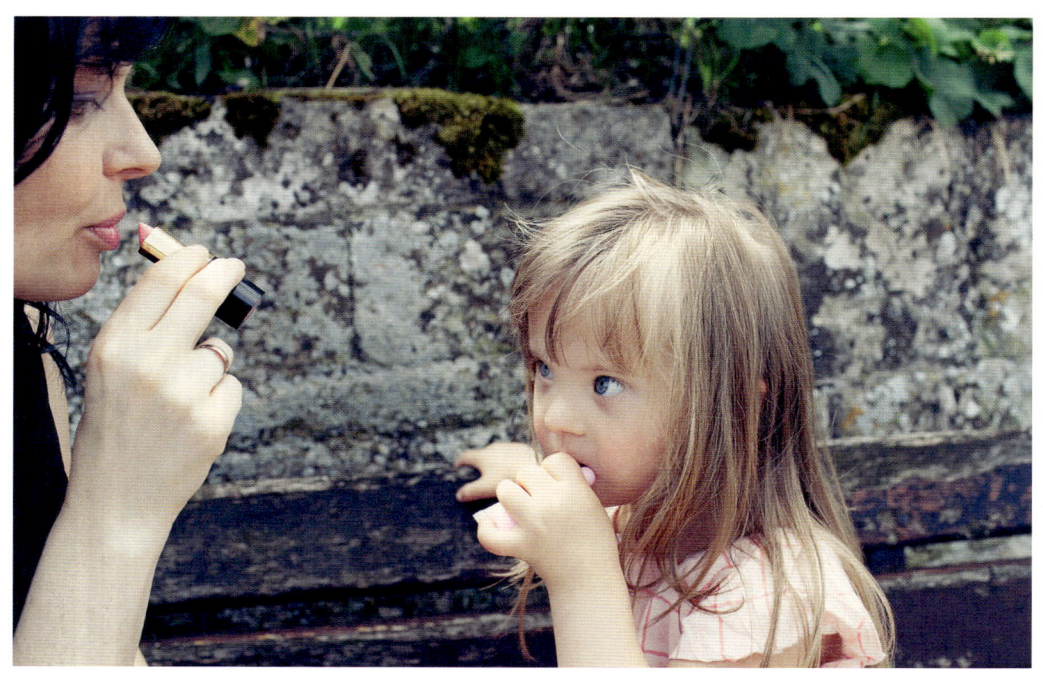

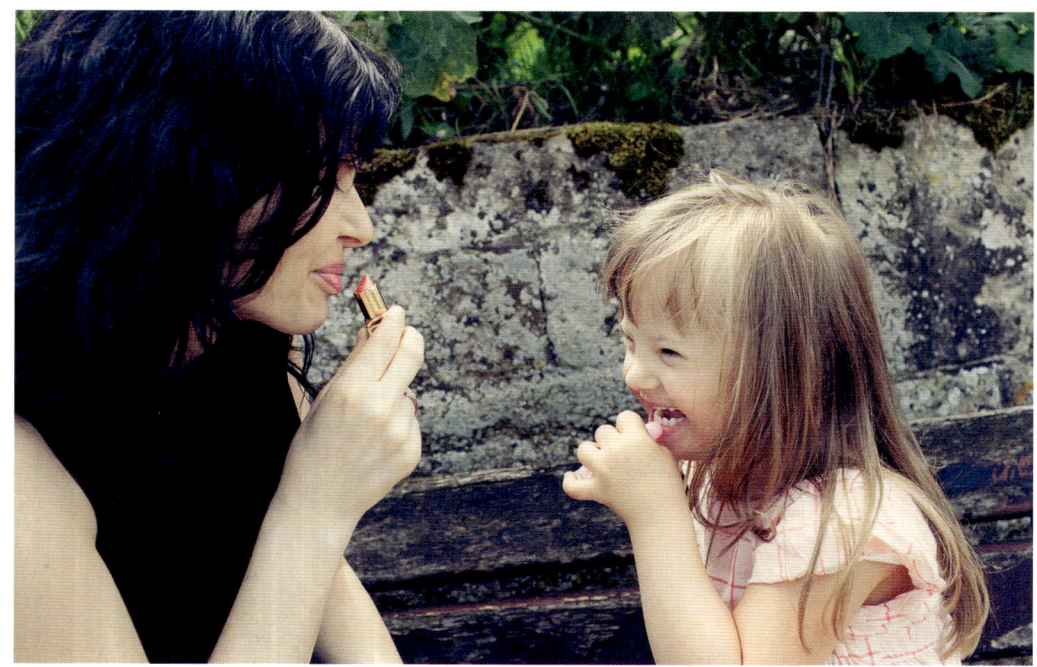

KLEINE GLÜCKSMOMENTE
Von Sandra Hegermann

Jolina ist ein herzensoffener Mensch. Ein Mensch mit einem kleinen gewissen Extra, das sie uns als Geschenk mitbrachte. Ein Mensch, der nicht perfekt ist. Ein Mensch, der uns viele Fragen stellen ließ: Fragen nach Schuld, nach Gründen und Ursachen und nach Wegen.

Sie selber interessiert das alles nicht. Denn Jolina ist ein kleiner Mensch, dessen „Guten Morgen, die Sonne scheint"-Wesen einen einfach immer wieder alle Sorgen vergessen lässt. Am liebsten möchte sie die ganze Welt umarmen. Sie hat es sich zur Aufgabe gemacht, alle Menschen, die sie für umarmungswürdig hält, liebevoll zu begrüßen. Am liebsten Männer. Warum auch nicht? Der Papa hat sie ja auch unendlich lieb, kuschelt mit ihr und den kann sie ja auch immer so toll umarmen. Dass uns das nicht immer gefällt, versteht sich von selbst. Aber davon lässt sich unser Bienchen nicht beeindrucken. Viele werden oft überrumpelt, sodass sie gar nicht merken, dass sie für einen Moment aus ihrem grauen Alltag herausgerissen werden, um in eine bunte Welt einzutauchen, in der die Menschen liebevoller miteinander umgehen. Auf jeden Fall zaubert Jolina ihnen immer ein kleines Lächeln in ihr Gesicht und lässt sie dadurch hübscher aussehen. Als Jolina anfing, ihre ersten Worte zu sprechen, hat sie jeden Mann lautstark als „Papa" angesprochen. So mancher zuckte da erstmal zusammen … Durch Jolinas Ehrlichkeit und Direktheit, die sie wohl ihr Leben lang behalten wird, werden wir immer wieder in solche unangenehmen, spannenden, überraschenden und oftmals spaßigen Situationen schlittern.

Es gab so viele schöne Erlebnisse mit unserer Tochter. Der erste Schritt, das erste Wort, der erste Kindergartentag und der erste Schultag. Aber besonders in Erinnerung geblieben sind uns das erste Baden nach der Entfernung ihres Katheders, die letzten Tropfen der Spülung nach dem finalen Chemoblock und der Satz der Krankenschwester: „Ihr seid fertig." Was für ein unbeschreibliches Gefühl, alles hinter sich zu haben. Ein ganzes Jahr Entbehrung, Leid, Angst und aufzehrende Hoffnung. Fertig sein. Jolina war mit zweieinhalb Jahren an Leukämie erkrankt. Das war die härteste Prüfung in unserem Leben. Wir hätten beinahe unser Bienchen verloren. In diesen Momenten versteht man so vieles anders, kommt zum Nachdenken und zu neuen Erkenntnissen. Sieht das Wichtige im Leben. Jetzt war dieses eine Chromosom, das bis dahin alles beeinflusst hatte, so unbedeutend und unendlich irrelevant. Jetzt war sie nur noch ein kleines Kind, unser Kind. Jolina hat es geschafft und wir freuen uns heute jeden Tag aufs Neue, dass sie bei uns ist.

So schwer Leid auch wiegen kann, Lebensfreude kommt immer wieder dagegen an. Schon im Krankenhaus gab es diese kleinen Glücksmomente. Eine kleine Sonne auf den Handrücken gemalt, ein leckeres Eis oder strahlende Kinderaugen auf dem Weg ins Spielzimmer – vieles zaubert ein Kinderlachen hervor. Während unserer anschließenden Erholungszeit auf Sylt gab es davon besonders viel. Unzählige Erlebnisse, beeindruckende Momente, interessante und nette Menschen bleiben uns in Erinnerung. Einmal sonnte sich eine ältere Dame auf einer Bank. Als sie Jolina entdeckte, begann sie zu strahlen. Sie erzählte uns, dass sie selbst einen Sohn (mittlerweile auch schon stolze 60) mit dem gewissen Extra groß gezogen hatte. Es sei nicht immer einfach gewesen, aber die schönen Momente mit ihm hätten die Diagnose immer wieder in den Hintergrund rücken lassen.

Jeden Tag aufs Neue stellen wir uns den Herausforderungen, die Kinder mit sich bringen, ob mit oder ohne extra Chromosom. Unser Leben wäre ohne Jolina sicher einfacher und unkomplizierter. Aber definitiv auch langweiliger. Anders wollen wir sie gar nicht haben. Sie hat uns zu anderen Menschen gemacht, uns stärker werden lassen und hat uns überzeugen können, viele Dinge entspannter zu sehen. Öfter ein „Guten Morgen, die Sonne scheint"-Mensch zu sein.

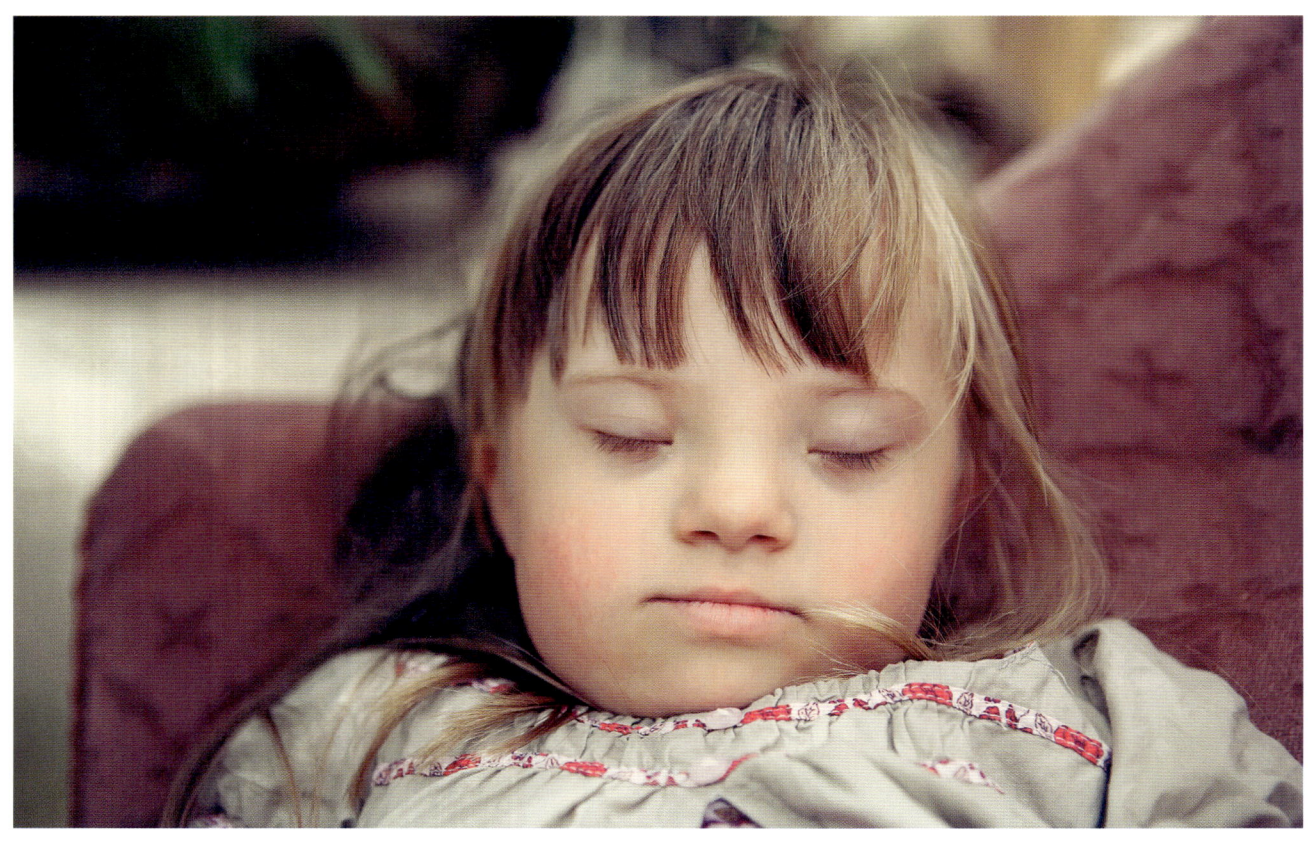
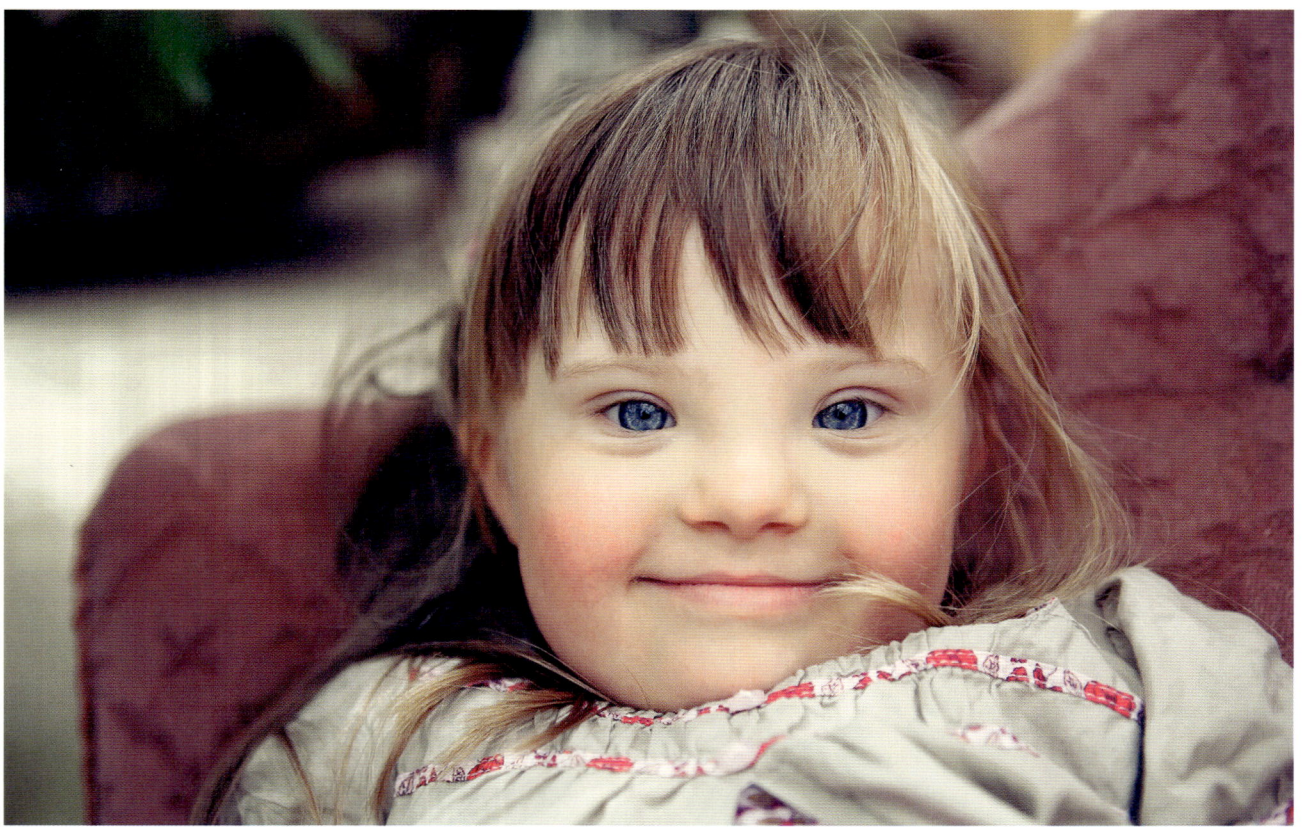

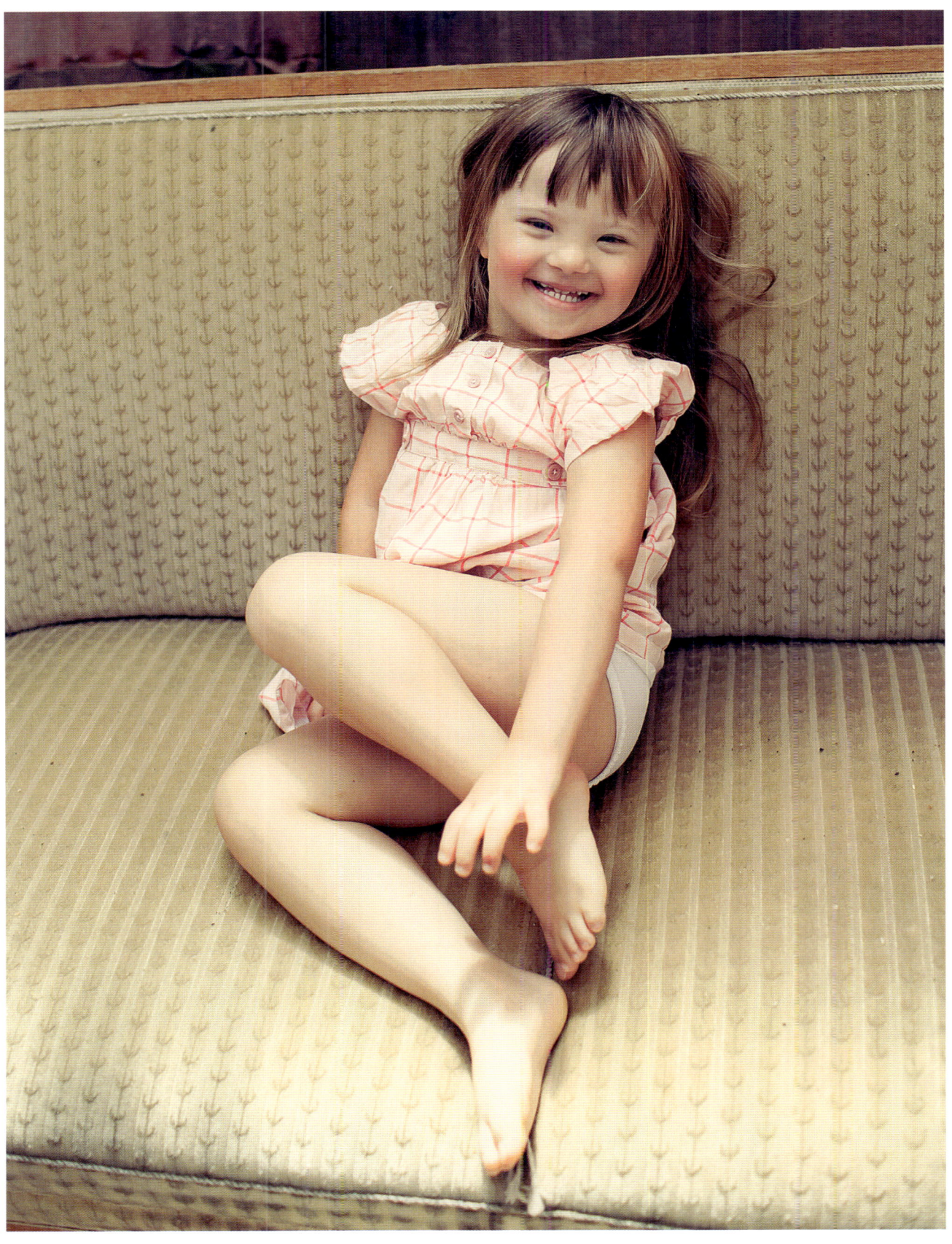

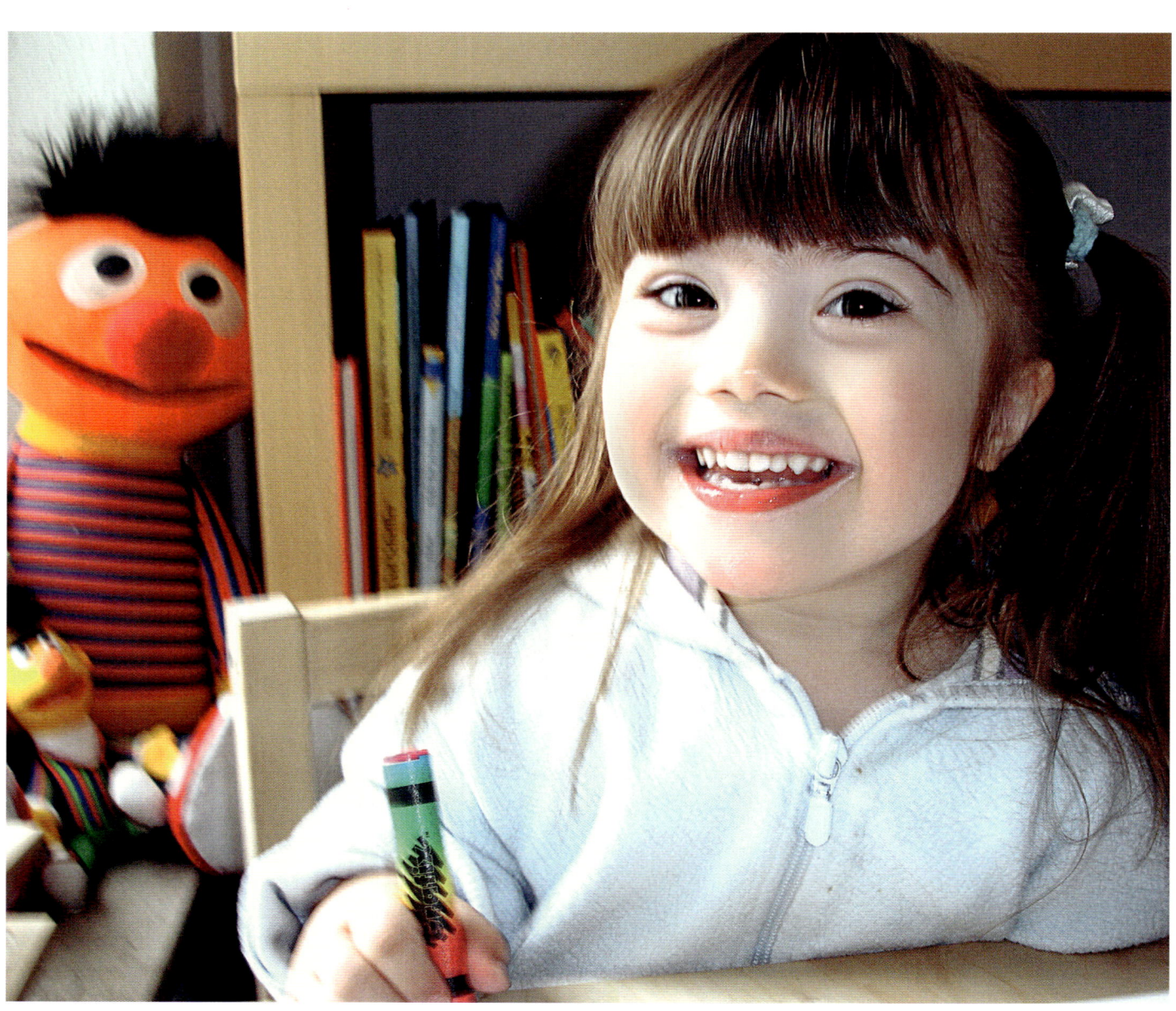

LIEBE UND GEDULD

Die ersten Wochen und Monate nach Julianas Geburt habe ich mich immer gefragt, was ich tun könnte, um Juliana so „normal" wie möglich hinzubekommen. Inzwischen bin ich zu der Überzeugung gelangt, dass es da gar nichts gibt, was in Ordnung zu bringen wäre. Wenn etwas nicht stimmt, dann hat das weniger mit meiner Tochter als vielmehr mit unserer Gesellschaft zu tun. Es sind schließlich die gesellschaftlichen Normen, die festlegen, was als normal zu gelten hat. Aus diesem Grund frage ich mich heute eher, was ich tun kann, damit unsere Gesellschaft meine Tochter so akzeptiert, wie sie ist. Sie ist eben ein bisschen anders als gewöhnlich.

Ich würde Juliana eher als einen „Late Bloomer", einen Spätzünder, beschreiben als ein Kind mit einer Behinderung. Auf mich macht sie einen ganz normalen Eindruck. Sie braucht eben für viele Sachen etwas länger als die anderen und muss ein bisschen mehr üben. Mir ist klar geworden, dass ich nicht nur für Juliana Liebe und Geduld aufbringen muss, sondern vor allem für meine Umwelt. Und zwar immer dann, wenn ich von Freunden, Bekannten und Verwandten so Äußerungen und klassische Vorurteile höre wie zum Beispiel: „Juliana wird ja wahrscheinlich nie Freunde haben" oder: „Ich finde es toll, dass ihr sie nicht zuhause versteckt" oder: „Für uns wäre ein behindertes Kind nicht in Frage gekommen" oder: „Ich könnte das nie" oder sogar: „Habt ihr das vorher nicht gewusst?". Am Anfang haben mir solche Bemerkungen immer weh getan. Zugegeben, ein bisschen schmerzen sie auch heute noch. Aber inzwischen weiß ich, dass bei den meisten keine böse Absicht dahinter steckt, sondern Unwissenheit und Angst.

Früher habe ich mich immer sehr aufgeregt, wenn jemand das „M-Wort" benutzt hat. Inzwischen entschuldige ich einen solchen Ausrutscher, wenn die Einstellung der Person in Ordnung ist. Selbst meine Frauenärztin, die es eigentlich besser wissen sollte, spricht immer noch von „mongoloiden" Kindern. Sie ist als Mensch aber absolut in Ordnung und ich weiß, dass sie sich wahrscheinlich einfach nur nichts dabei denkt. Genauso die Kinderkrankenschwester, die nach Julianas Geburt ins Stillzimmer kam und begeistert meinte: „Was für ein süßes Baby – ist das ein Mongölchen?" – eine liebe und herzensgute Frau, die sich einfach nichts dabei gedacht hat.

Nun schreibe ich hier über Liebe und Geduld und mein Blick schweift rüber zu meiner kleinen Tochter, die sich gerade köstlich amüsiert mit ihrer riesengroßen Lieblingspuppe „Ernie". Und ich frage mich auf einmal, wer hier eigentlich für wen „Liebe und Geduld" aufbringt. Ist es nicht sie, die geduldig auf ihre manchmal doch sehr geschäftige und chaotische Mutter wartet? Und egal, wie geschäftig und chaotisch es manchmal auch zugeht … Sie liebt mich – bedingungslos.

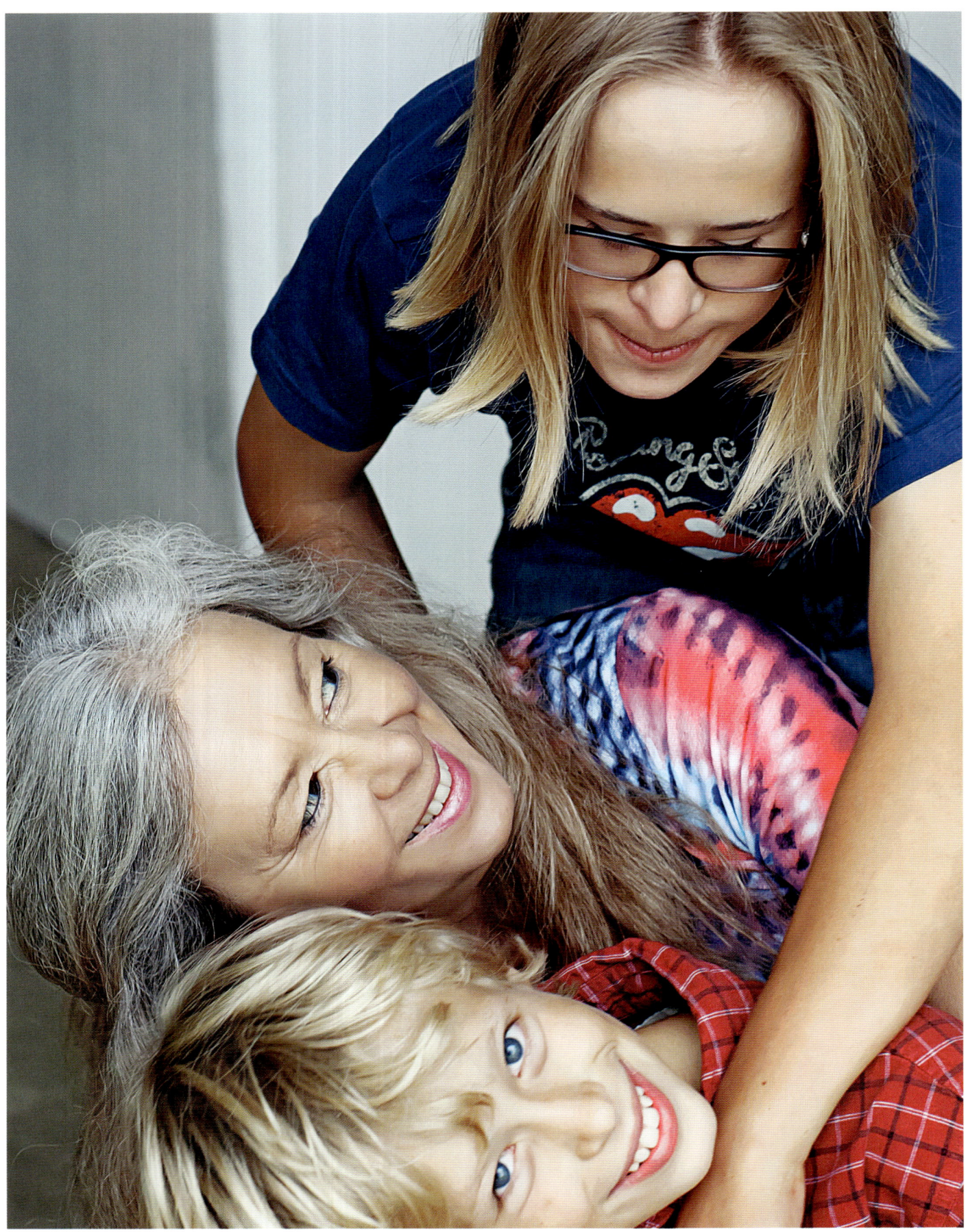

Christiane & Andreas

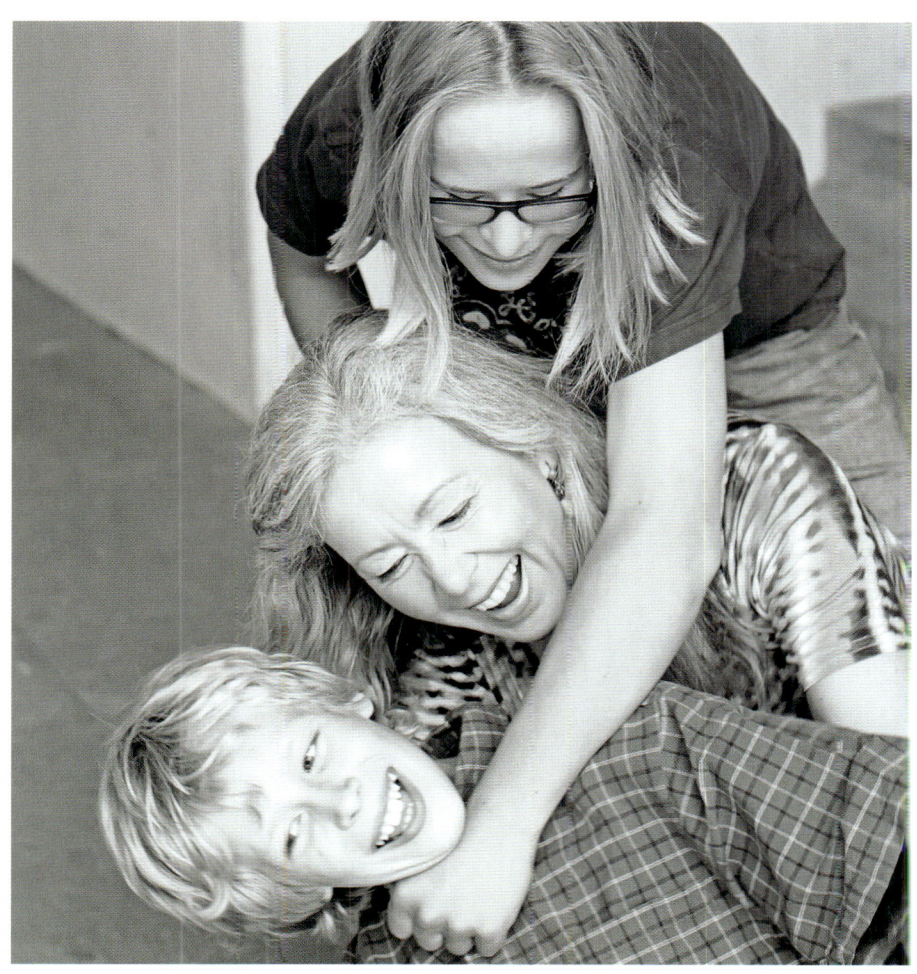

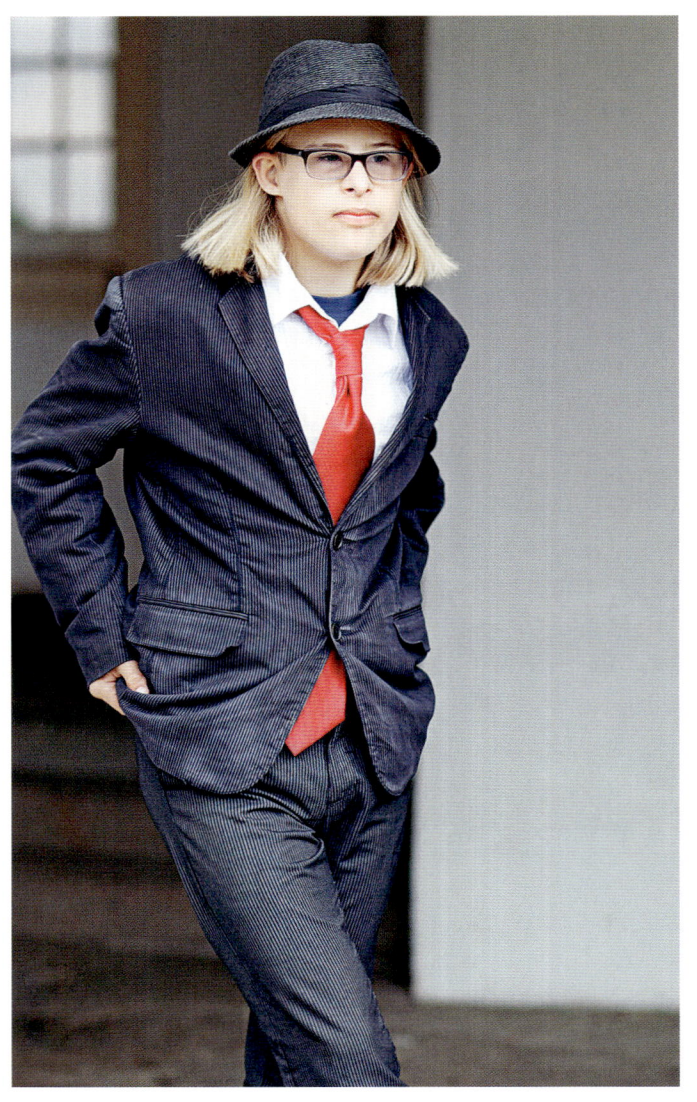 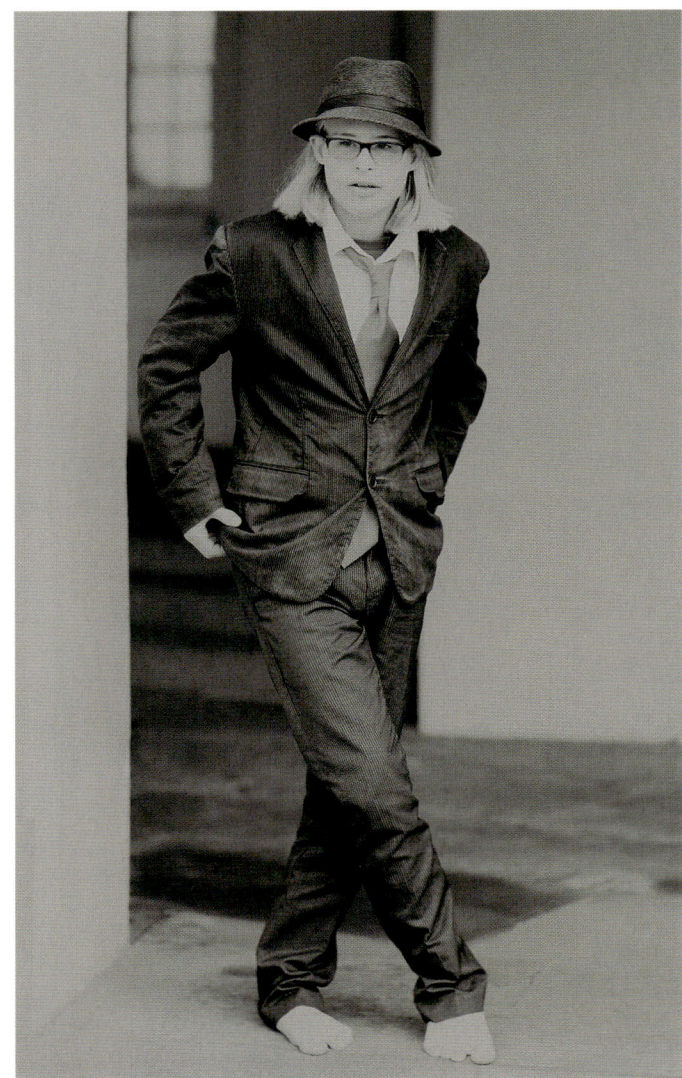

ANDY ZEIGT UNS NEUE WEGE
Von Christiane Schuhmacher

Andy ist 15, der mittlere unserer drei Söhne; Peter ist 23, Christian ist 14. Andy kann sehr lieb, aber auch ganz schön bockig sein, wie alle Jungs in seinem Alter eben. Doch seine Launen sind erträglich und die Provokationen auch.

Andy ist eitel. Er liebt seine langen Haare und rasiert sich einmal die Woche alleine in der Badewanne. Ohne Dufti (am liebsten Tabac Original) geht er nicht aus dem Haus. Er ist der einzige in unserer Familie, der sich mit Vorliebe in Anzug und Krawatte wirft – mein Mann trägt nie Anzug. Kurz: Andy zeigt Stil, und zwar seinen ganz eigenen.

Er liebt Sport, besonders Fußball. Er fährt gerne Ski mit Papa, er klettert, hat vor zwei Jahren das silberne Schwimmabzeichen gemacht. Sogar mit dem Joggen hat er angefangen und schafft jetzt über drei Kilometer. Dieses Jahr zieht er seinen Vater im Basketball ab ...

Morgens braucht er seine Ruhe, dann sagt er nur: „Langsam!". Andy liebt Musik, am besten so laut, dass einem die Ohren dröhnen – von ACDC über Michael Jackson bis zu Fußball-Liedern. Und er ist Musical-Fan – seine Haare trägt er deshalb so lang, weil auch Tarzan so lange Haare hat. Toll, dass auch Graf von Krolock aus dem Musical „Tanz der Vampire" so lange Haare hat. (Zum Glück müssen wir noch nicht grau färben.)

Kritik oder gar Beleidigungen lässt Andy an sich abprallen – er scheint sie gar nicht zu bemerken, soviel Selbstsicherheit strahlt er aus. Er liebt seine Schule und hilft gerne im Haushalt – juhu! Da ist er der einzige von unseren Söhnen. Und er ist der beste Bruder der Welt, meint sein jüngerer Bruder Christian, genannt Ian.

Von Anfang an bringt Andy uns zum Nachdenken und stellt vieles hilfreich in Frage. Wir müssen oft langsamer werden, sonst kommt er nicht mit – also ist auf neudeutsch *downshiften* angesagt, und das tut uns sehr gut. Wir lernen, dass kleine Schritte auch zählen und sogar viel wichtiger sind als die großen. Alles geht schließlich in kleinen Schritten voran, nur wollen wir es oft nicht wahrhaben. Geduld fordert Andy von uns seit seinem ersten Lebenstag: eine wichtige Eigenschaft, die wir dringend lernen mussten – es blieb uns gar nichts anderes übrig. Heute erleben wir alle, wie Geduld belohnt wird.

Durch Andy lernten wir überhaupt ein neues Denken: Was ist wichtig im Leben? Ist es nicht vor allem die Liebe? Alles hat seinen Sinn und ist richtig. So, wie es kommt, man muss es nur annehmen, dann erkennt man erst den wahren Wert. Das Leben an sich ist wichtig, nicht die Äußerlichkeiten, auf die wir manchmal so großen Wert legen. Andy hat uns einen ganz wichtigen neuen Weg gezeigt und uns Mut gemacht, noch ein drittes Kind zu bekommen, das nicht geplant war. Zum Glück – Gott sei Dank, durfte Ian dann auch noch zu uns kommen! Und Andy hat uns die Augen geöffnet, auch im Beruf neue Wege zu gehen, uns mit Alternativen zur Schulmedizin zu beschäftigen, auf die wir sonst sicher nicht oder zumindest nicht so schnell gekommen wären – Osteopathie, Kinesiologie, Cranio, Heilen, Meditation ...

Wir sind dankbar, dass wir dieses Geschenk mit dem kleinen Extra bekommen haben. Dankbar, dass es ihn und die anderen Kinder gibt. Es bleibt ein Erstaunen und Wundern – Andy hat in jeder Zelle ein extra Chromosom, und trotzdem funktioniert es. Andy macht uns stolz und lässt uns täglich staunen – wie unsere beiden anderen Jungs auch.

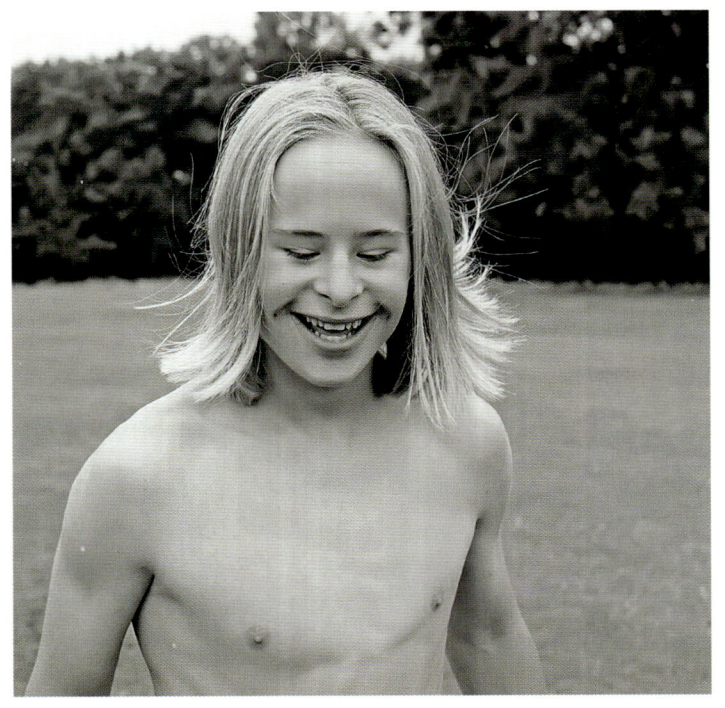
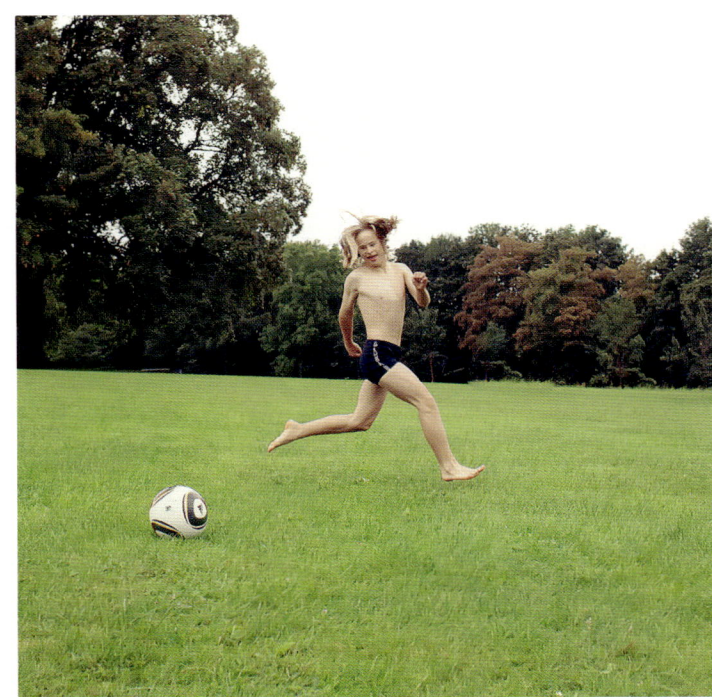
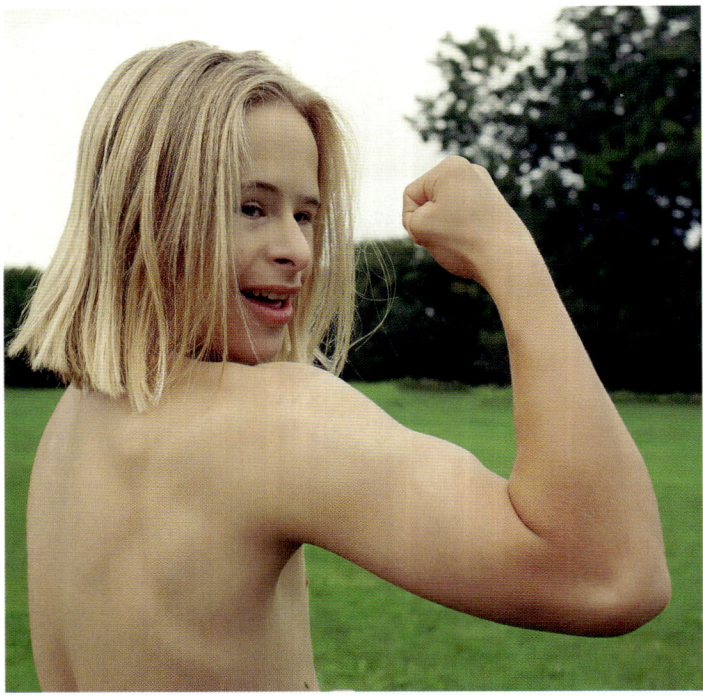
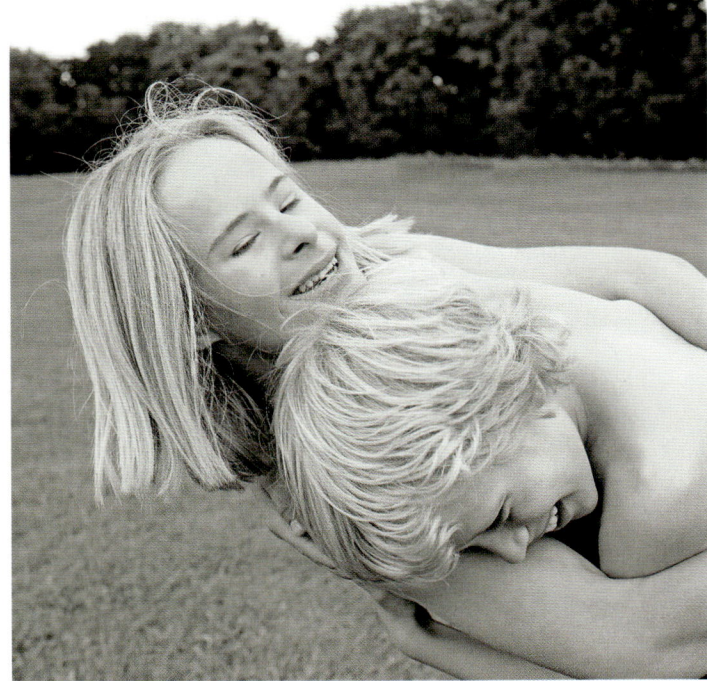

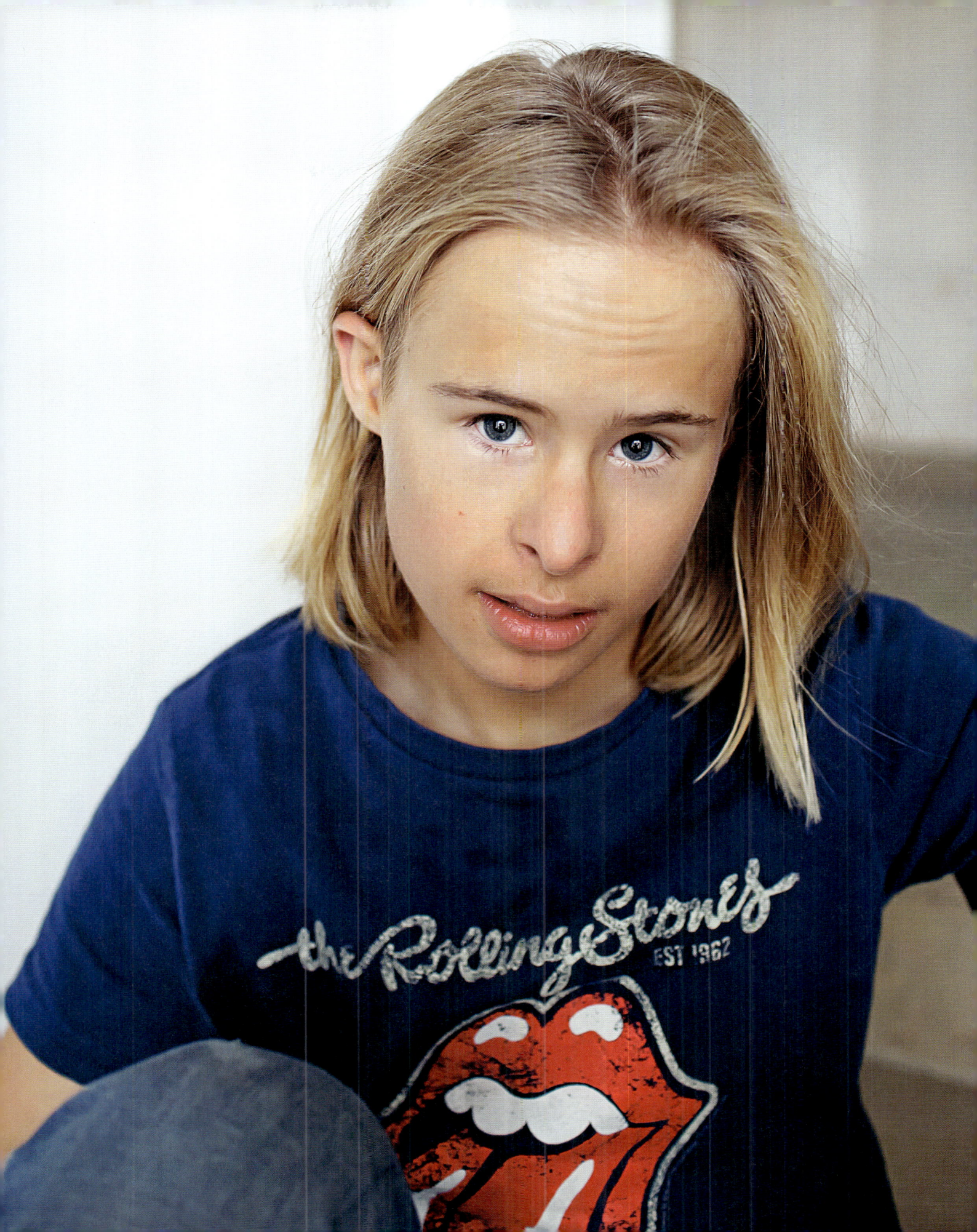

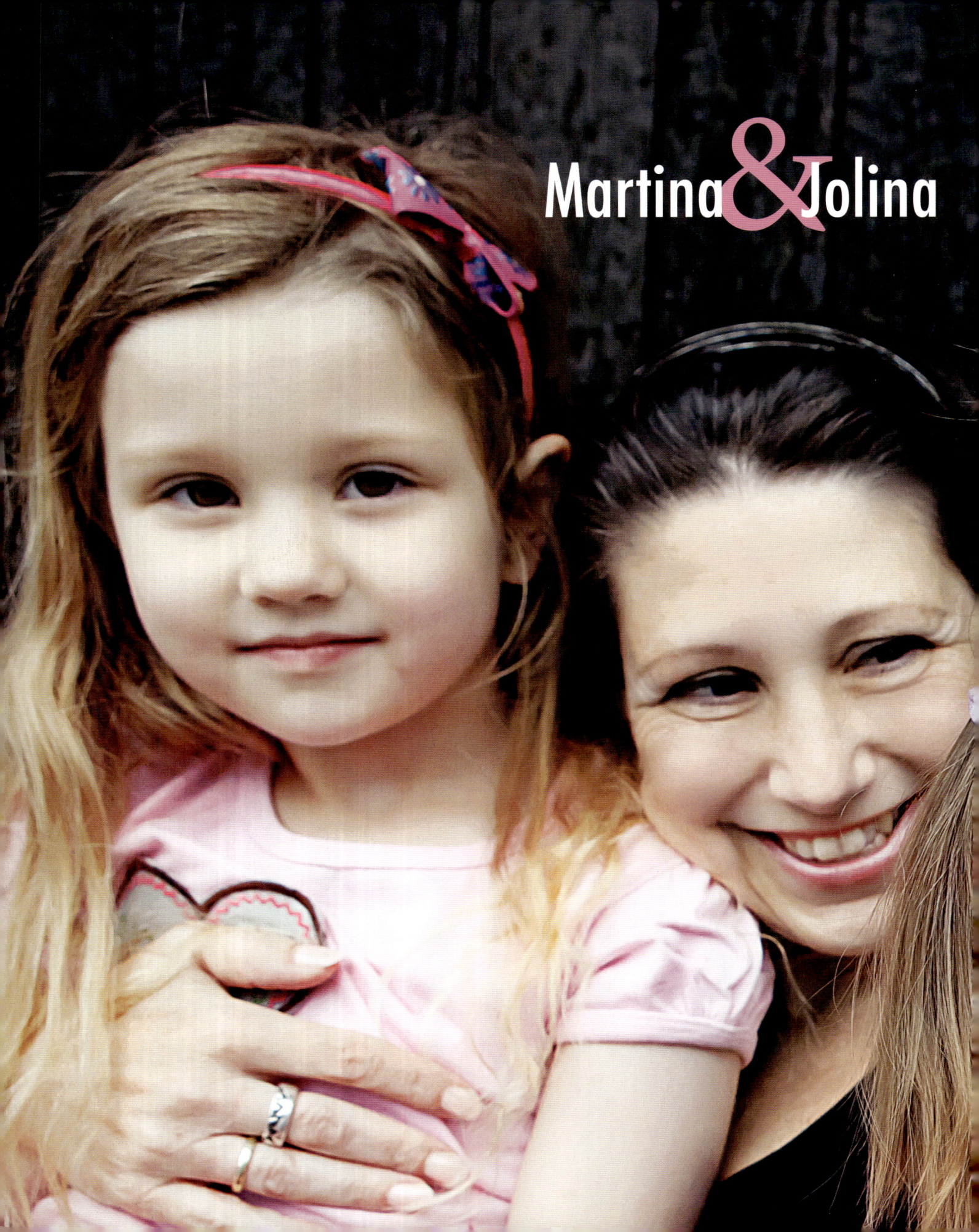

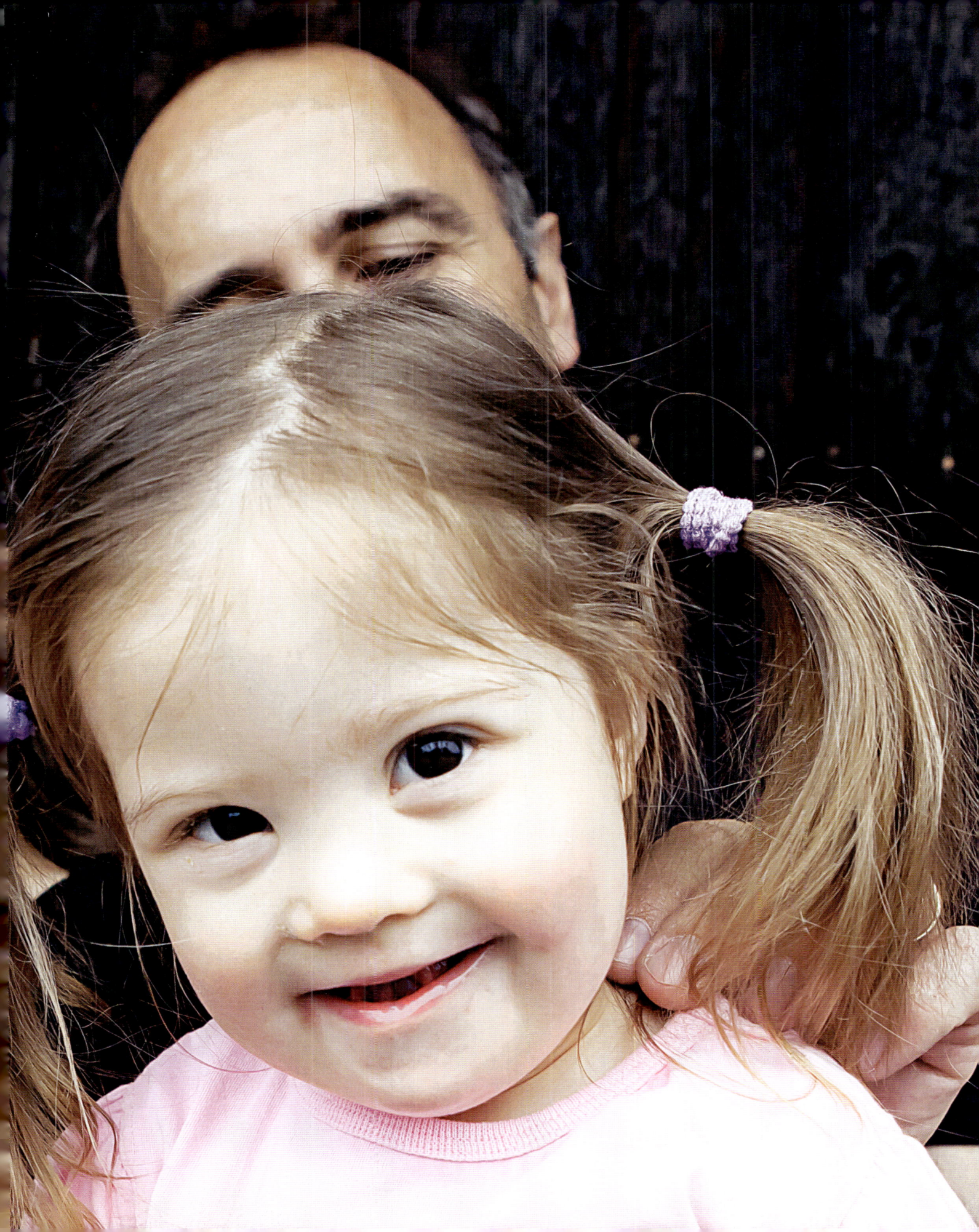

DIE ENTFALTUNG MEINER FLÜGEL
Von Martina Seyler-Steil

Als Jolina geboren wurde, hatte ich dieses Gefühl, zu fallen, in eine unendliche Tiefe. Jeden Moment befürchtet man, aufzuschlagen, und manchmal sehnt man das sogar herbei, nur damit dieser Sturz ins Bodenlose endlich ein Ende hat.

Doch dieses Gefühl wird mit der Zeit schwächer. Und wenn man dann um sich schaut, um zu sehen, wo man gelandet ist, bemerkt man überrascht, dass man fliegt. Dass man Flügel hat, die einen in ganz andere Weiten tragen, als man ursprünglich geplant hatte.

Ich glaube, die meisten Menschen wissen gar nicht, dass sie Flügel haben. Schließlich sagt man uns von klein auf: „Menschen können nicht fliegen."

Viele Mütter von Kindern mit Down-Syndrom haben ihr Leben nach der Geburt dieses Kindes ganz neu aufgestellt. Wieso auch nicht? Wenn sowieso alles anders läuft als geplant, dann ist das doch der richtige Zeitpunkt, endlich mal in sich zu fühlen, wer man wirklich ist.

Ohne Jolina wäre ich, glaube ich, nicht täglich online. Ich hätte immer noch keine Nähmaschine, geschweige denn ein kleines Gewerbe. Und was das aller-, aller-, allerwichtigste ist: Ich wäre ohne all die wunderbaren Menschen unterwegs, die ich auf meinem Flug kennengelernt habe und die mir heute unendlich wichtig sind.

Mein kleines Mädchen hat mir nicht nur das Fliegen beigebracht; es hat mir auch gezeigt, dass man manche Dinge aus einem vollkommen anderen Blickwinkel sehen kann. Von oben hat man einfach die bessere Übersicht und erkennt leichter, was wichtig ist im Leben.

Jolina hat die Gabe, immer ganz genau zu wissen, was sie will, und darin ist sie beratungsresistent (das ist doch wirklich eine nette Umschreibung für einen ausgeprägten Willen, oder?). Sie wird ihren Weg machen, denn sie weiß genau, dass sie Flügel hat und was man damit anstellen kann.

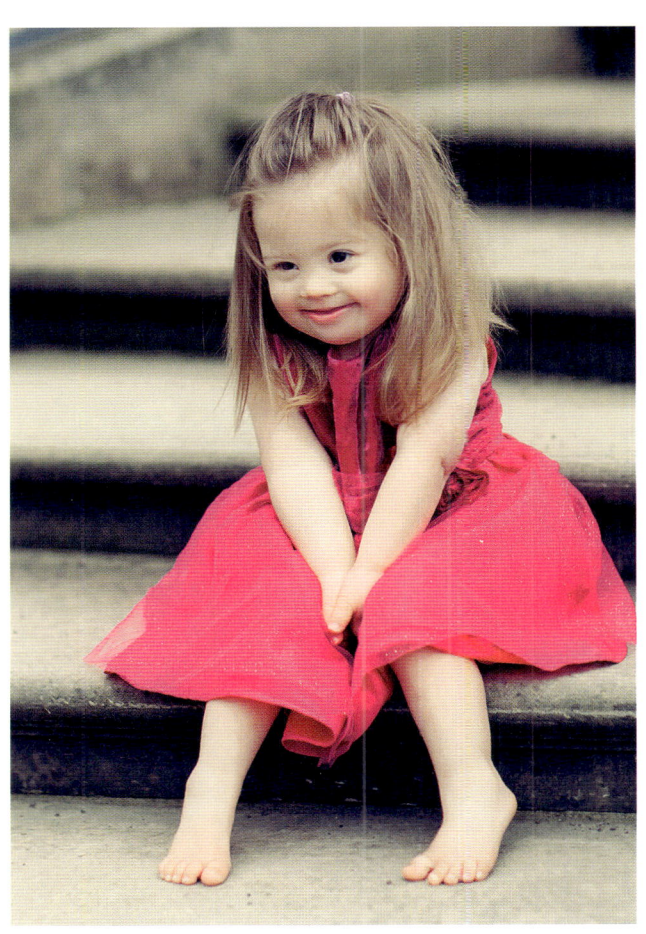
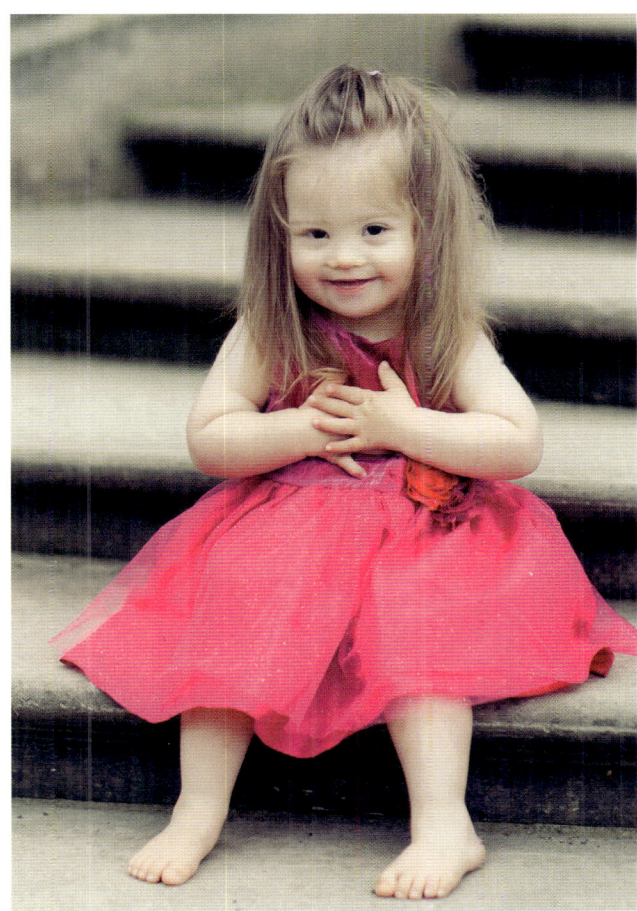

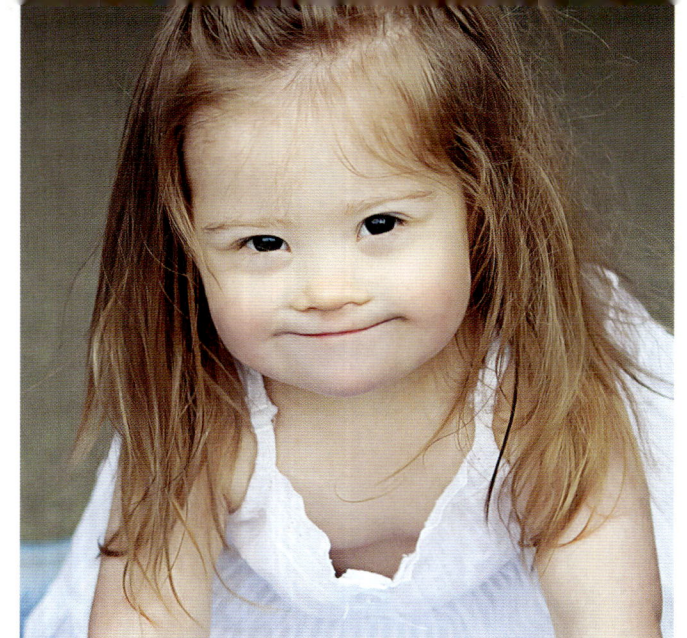
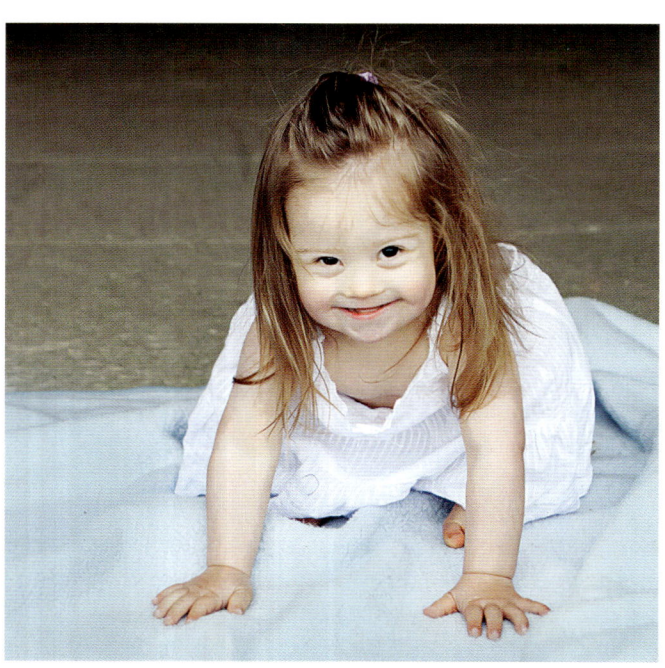
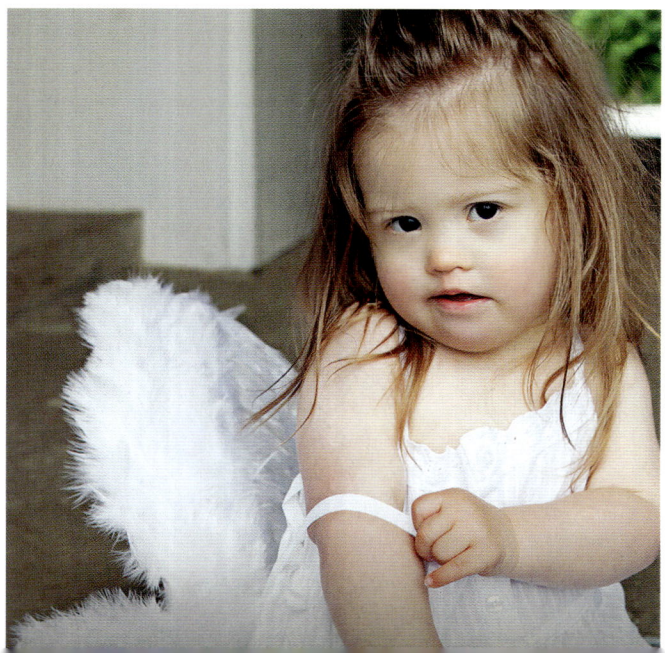

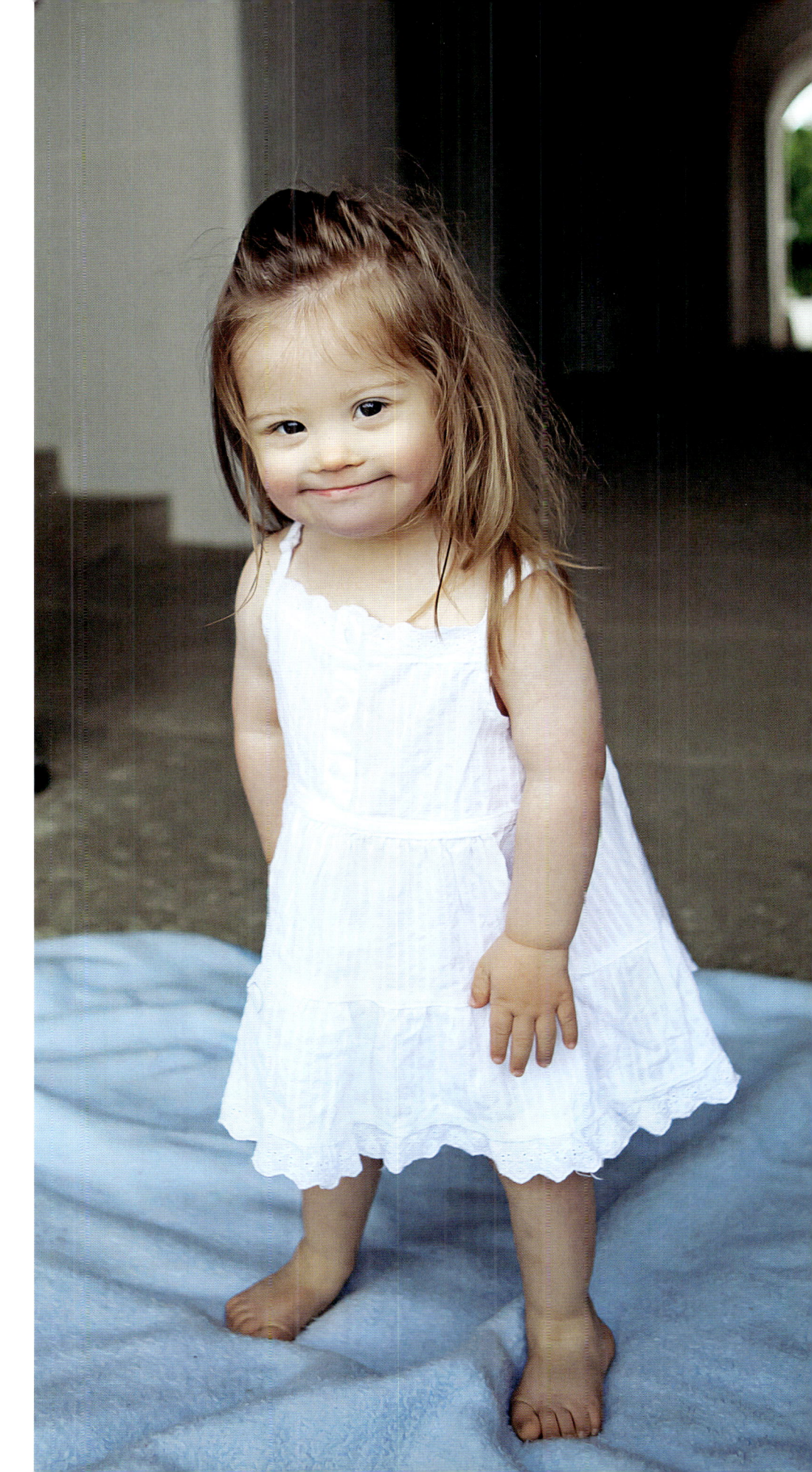

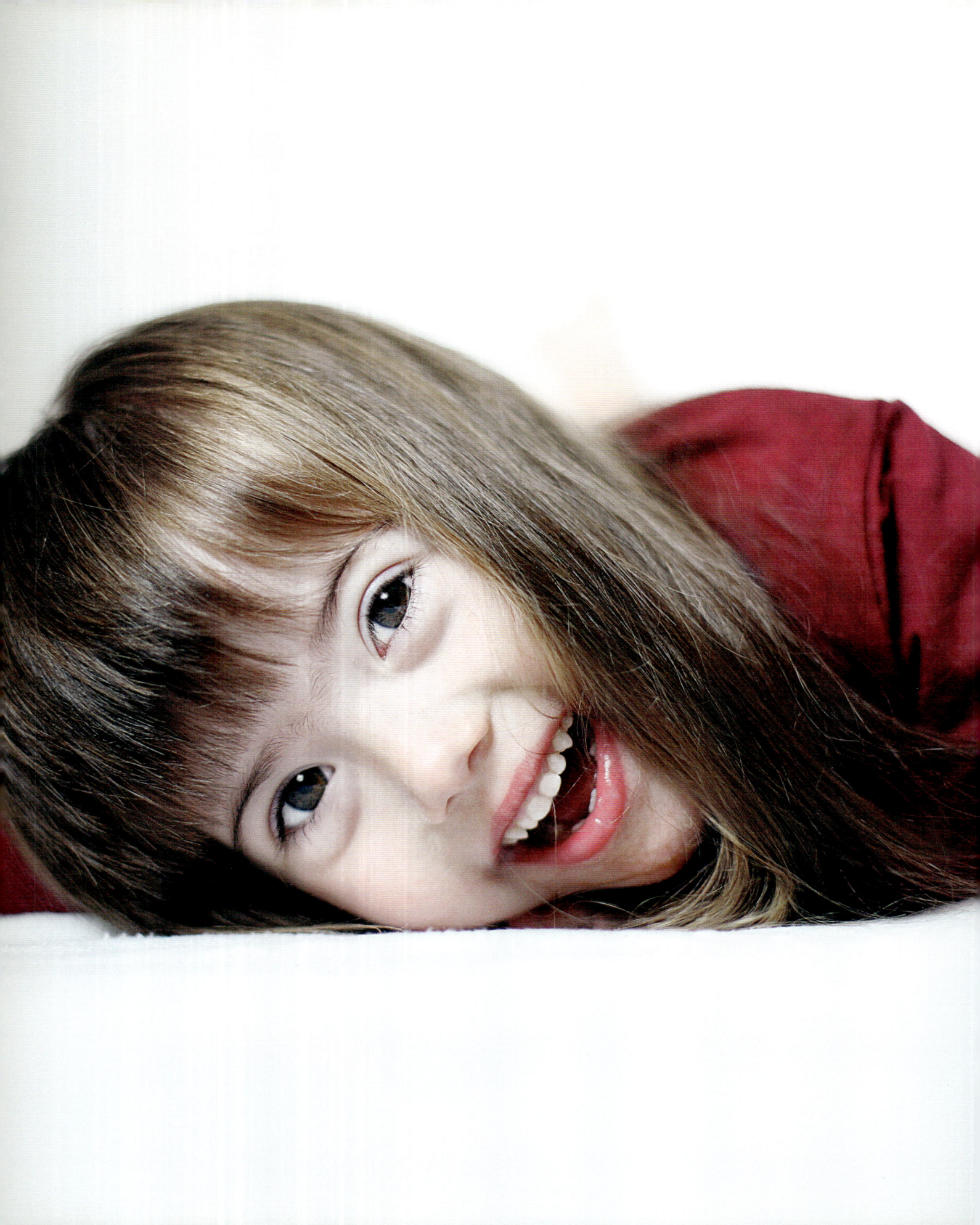

MANCHE MÜSSEN IHR PÄCKCHEN ERST NOCH ABHOLEN

Kürzlich saß ich mit einer Freundin beim Abendessen und sie erzählte mir von ihrem bevorstehenden 20jährigen Abi-Treffen, das sie „ausfallen lassen" wollte. Auf der einen Seite würde es ihr zwar leid tun, denn sie hätte schon Lust, ihre alten Freunde und Klassenkameraden wieder zu sehen. Auf der anderen Seite könne sie jetzt dieses „Mein großes Haus, mein dickes Auto, meine tollen Kinder"-Geprahle überhaupt nicht vertragen. Wie ich wenig später herausfand, fehlten ihr vor allem der Mut und das Selbstbewusstsein, ihren ehemaligen Mitschülern von ihrer dreijährigen Tochter mit Down-Syndrom zu erzählen. Was würden die anderen denn dann denken? Mitleid wäre jetzt das Letzte, was sie gebrauchen konnte.

Ihre Worte stimmten mich traurig. Vor mir saß eine bildhübsche, beruflich erfolgreiche Frau und Mutter von zwei wunderbaren Kindern. Die Ehefrau eines tollen Mannes, der sie über alles liebt, und die durch ihre warmherzige, großzügige und hilfsbereite Art in Familie und Freundeskreis sehr ge- und beliebt ist. Warum hatte diese Frau jetzt plötzlich Angst vor den Reaktionen von Menschen, die sie seit Jahren nicht gesehen hatte?

Und dann musste ich an mein eigenes Abi-Treffen denken, als Juliana auch gerade einmal drei Jahre alt war. Es war ein schöner Abend, ganz ohne die von allen gefürchtete Prahlerei. Ganz im Gegenteil. Gegen Mitternacht, mehr als die Hälfte hatte bereits das Lokal verlassen, der Rest saß in gemütlicher Runde bei einem Rotwein zusammen, wurde ich von meiner Sitznachbarin gefragt, ob ich eigentlich auch Kinder hätte. Natürlich hatte ich Fotos von Juliana eingepackt und zeigte sie in die Runde, vom Down-Syndrom erwähnte ich dabei nichts. Die ersten Reaktionen kamen: „Wie süß sie ist!" „Hat die schöne große Augen!" Und dann fragte die Frau neben mir: „Sie sieht irgendwie aus wie eine kleine Geisha. Ist ihr Vater etwa Japaner?". Alle schauten mich neugierig an. Da musste ich schmunzeln und antwortete ganz nüchtern: „Nein. Sie hat das Down-Syndrom."

Keiner sagte ein Wort. Ich wusste, dass es nun an mir war, meine alten Klassenkameraden aufzuklären, wie es ist, mit einem Kind mit Down-Syndrom zu leben. Meine Erzählung war wohl weder wehleidig noch euphorisch. Ich habe einfach erzählt, wie es so ist, wenn es eben nicht so ist wie vielleicht erwartet. Danach herrschte eine Zeit lang Schweigen, so eine Dosis „echtes Leben" wollte wohl erst einmal verdaut sein.

Auf einmal erzählte die ehemalige Mitschülerin neben mir, dass sie übrigens an schlimmen Angstzuständen und Panikattacken leide und deshalb seit fünf Jahren zum Psychiater gehe. Ein wenig später offenbarte eine andere, dass sie zwar vor zehn Jahren ihren Traummann geheiratet habe, sich aber seit einiger Zeit eher zu Frauen hingezogen fühle. Plötzlich war nicht mehr nur die „heile Welt" unser Gesprächsthema, sondern auch Ängste und Sorgen, Schwierigkeiten im Job und Probleme in der Partnerschaft.

Irgendwie hatte die Erzählung von meiner – nach „normalen" Maßstäben – plötzlich nicht mehr perfekten Familie die anderen dazu ermuntert, ihre Masken fallen zu lassen. Ich musste unweigerlich an eine Aussage von Eckart von Hirschhausen denken, der eine altbekannte Redewendung einmal treffend ergänzt hat:

> *„Jeder hat sein Päckchen zu tragen*
> *oder zumindest noch*
> *von der Post abzuholen.*
> *Wenn der Postbote klingelt,*
> *sind wir nämlich oft nicht da."*

Niemand ist perfekt. Selbst diejenigen, die in unserer Leistungsgesellschaft zumeist oben schwimmen, sind verwundbar und haben Sorgen. Auch wenn sie es sich selbst vielleicht nicht eingestehen wollen. Und daher ist es auch nicht schlimm und schon gar nicht minderwertig, in gewissen Dingen nicht der Norm zu entsprechen. Ich zumindest trage eines meiner Päckchen mit großer Freude, denn ich habe vieles entdeckt, was ich darin gar nicht vermutet hatte.

Und dann erzählte ich meiner Freundin von meinem kleinen „Trick", den ich immer anwende, wenn ich jemandem begegne, der herablassend und arrogant ist und mir das Gefühl gibt, minderwertig zu sein. Anstatt mich also völlig aufzuregen, traurig und verletzt zu sein, stelle ich mir vor, dass dieser Mensch ein unsichtbares Schild um den Hals trägt, auf dem steht: „Auch ich bin verletzlich. Bitte gib mir das Gefühl, wichtig zu sein." Wie sehr würde es uns helfen und wie viel leichter könnten wir verzeihen, wenn wir mehr über diese Person wüssten? Wir würden ganz anders reagieren, wenn wir wüssten, dass dieser Mensch gerade eine Scheidung durchmacht, seinen Job verloren hat, eine wirklich traurige Kindheit hatte oder vielleicht sogar nie geliebt worden war.

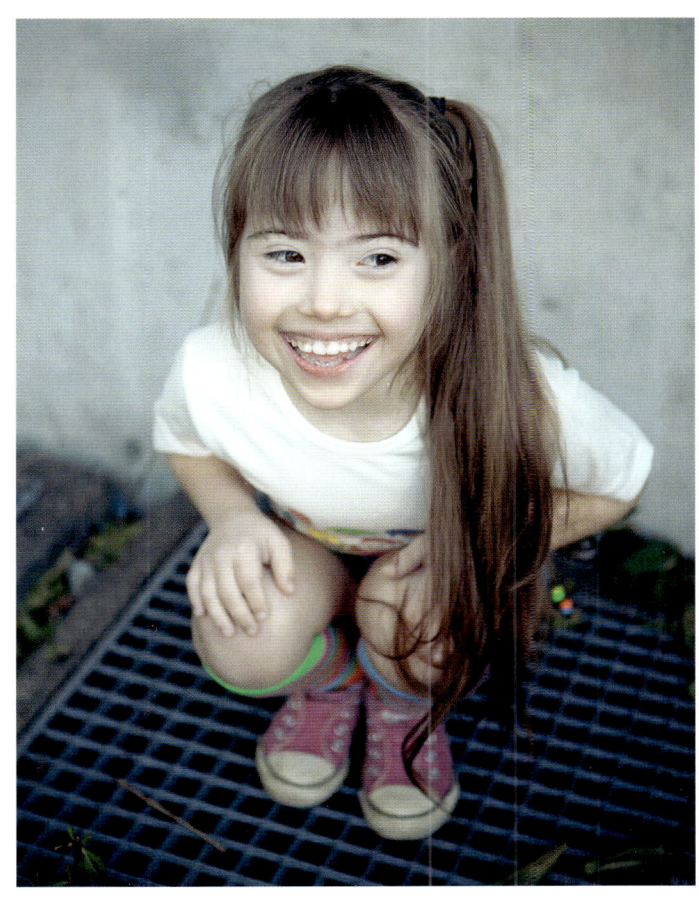
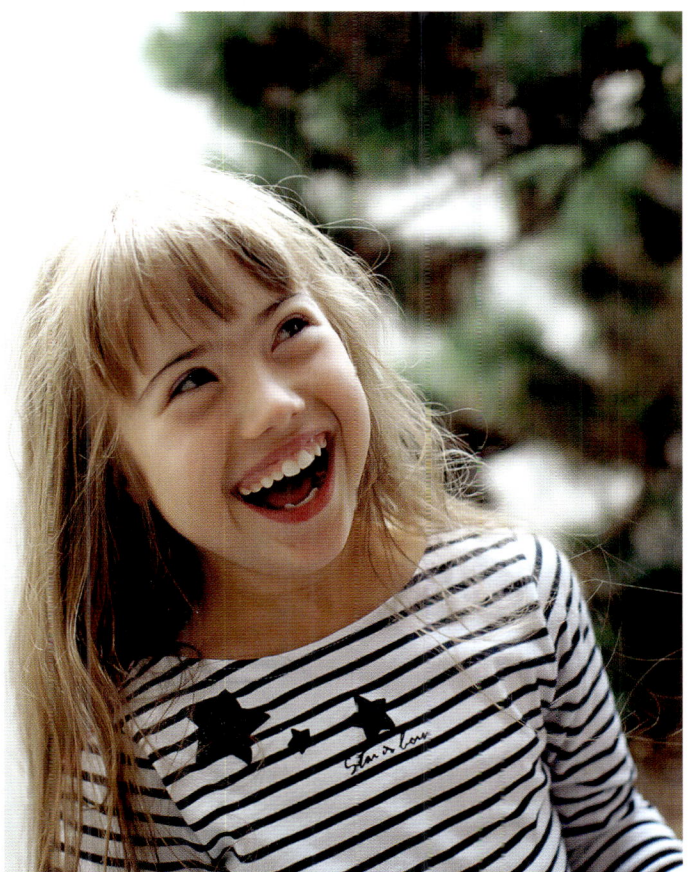
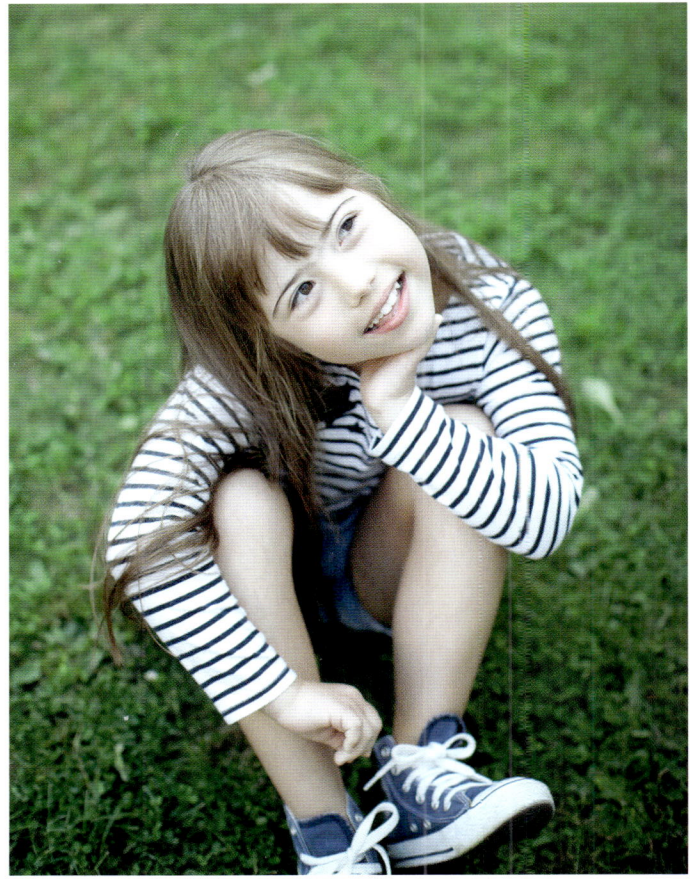
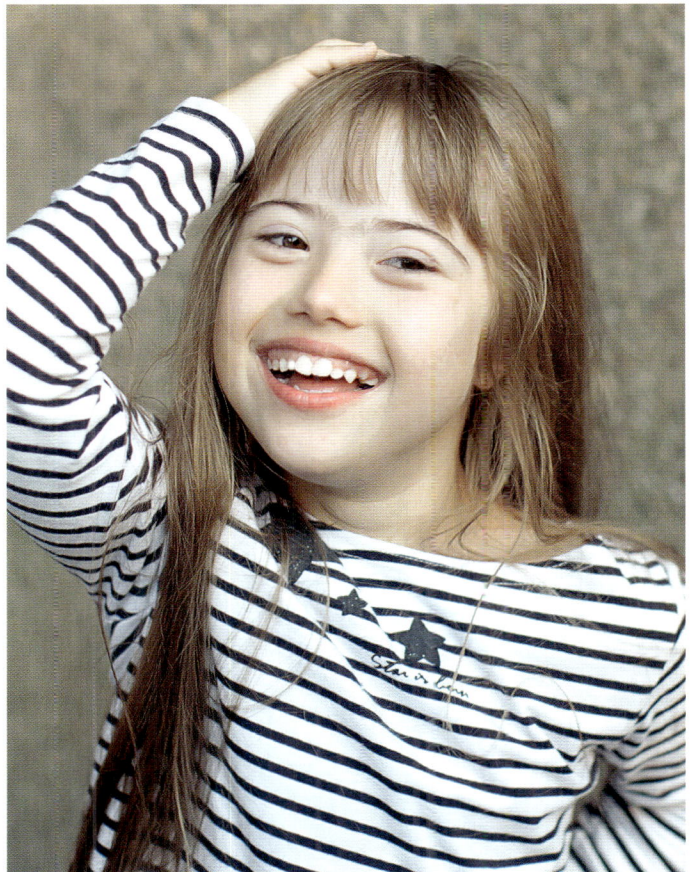

Sandra & Jan

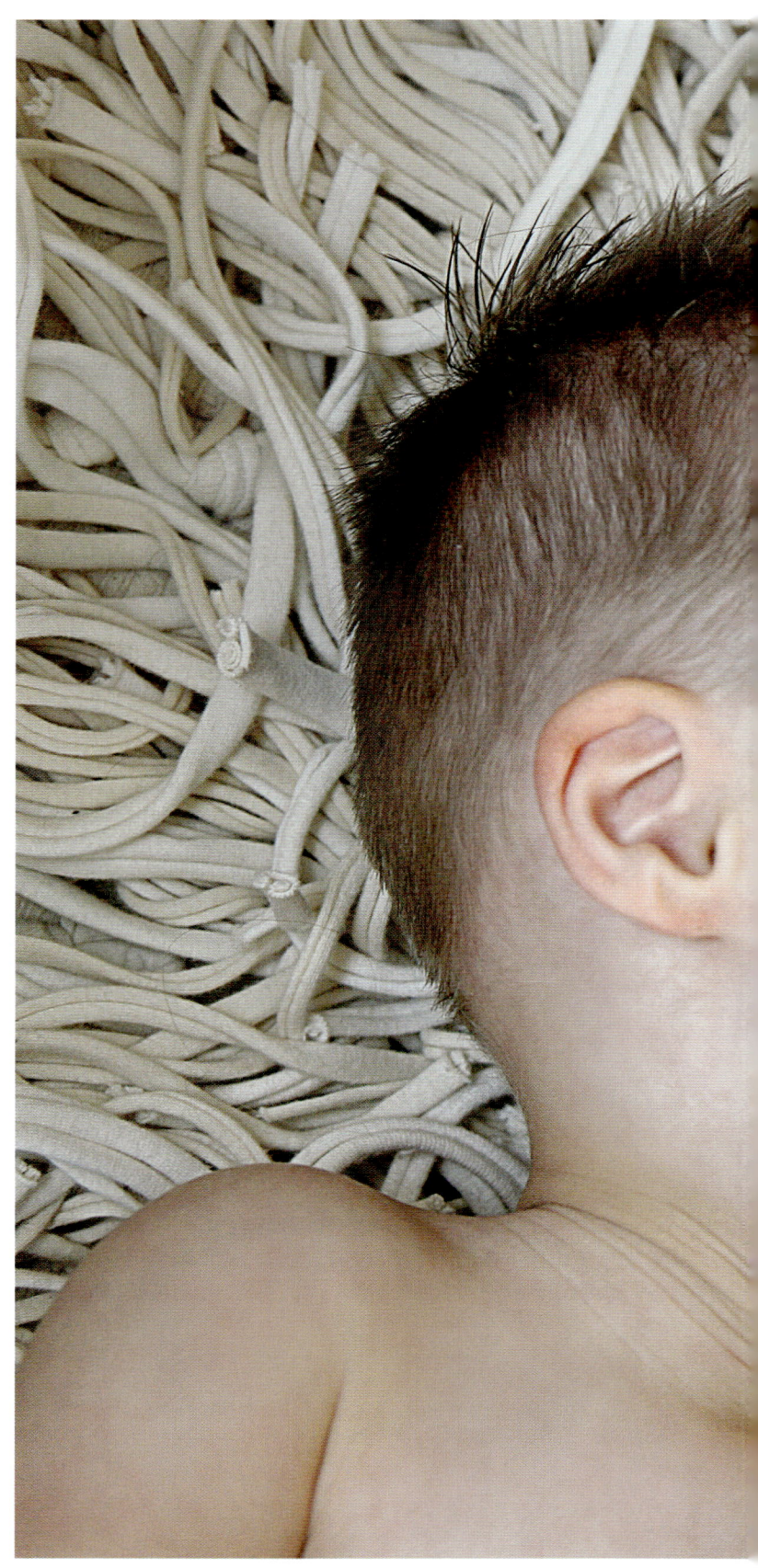

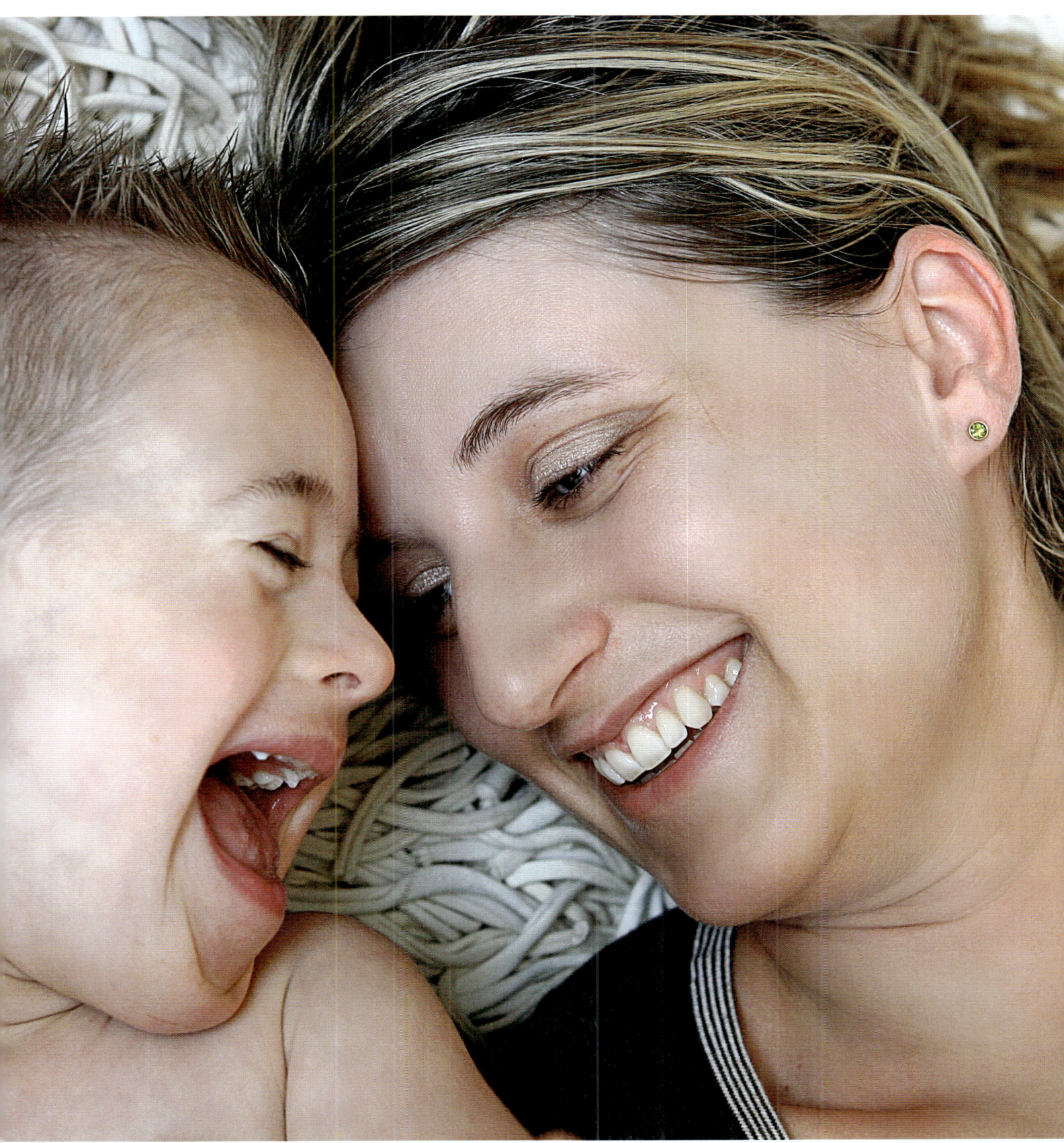

LIEBER JAN!
Von Sandra Guld

Da stehst du nun vor mir – mein kleiner Schatz als großes Schulkind! Wie lange haben wir überlegt, was wohl das Richtige in Sachen Schule für dich wäre. Warst du doch im integrativen Kindergarten, so wünschen wir weiterhin auch in der Schule das Miteinander von behinderten und nichtbehinderten Kindern. Du bist so einfühlsam, liebevoll und hilfsbereit. Das bewundere ich sehr an dir. Wenn jemand empathisch und vorurteilsfrei auf Menschen zugeht, dann du. Du beobachtest und hast einen guten Blick für Menschen. Ein echter Gewinn für jede Schulklasse – die stolze Mama spricht!

Doch bleibt da der Zweifel im Hinterkopf, ob dir die vielen Eindrücke, die große Klasse mit 24 Kindern, der Riesentrubel auf dem Pausenhof mit 400 Schülern, nicht zu viel werden. Du bist so klein, die anderen überragen dich alle um einen Kopf in der Körperlänge, wiegen deutlich mehr als du. Immer noch und immer wieder ist da dieser Beschützerinstinkt in mir. Der begleitet mich, ist heute wieder besonders stark, da ich dich als mein großes Schulkind betrachte.

Dieses Gefühl gibt es eben, seit du endlich nach dieser schwierigen Schwangerschaft in meinen Armen lagst und über sechs Wochen als Frühchen mit Sauerstoffabfällen und immer wieder kritischen Momenten im Brutkasten. Doch stets hast du dich als starker Kämpfer bewiesen – schon in dieser kritischen Zeit als Frühgeborenes –, dann später im Zuge deiner schweren Herz-Operation, die dir überhaupt erst ermöglichte, über das Kindergartenalter hinauszukommen. Dies eröffneten uns die Ärzte bereits einen Tag nach deiner Geburt, was für ein Schock. Und du hast auch diese mehrstündige, lebenswichtige OP im Alter von fünf Monaten an der Herz-Lungen-Maschine erstaunlich gut überwunden, hast dich innerhalb von drei Wochen hochgerappelt. Gingst erstmals ohne Magensonde mit uns aus der Klinik nach Hause und gediehst fortan zunehmend. Welche Freude! Noch heute denke ich immer mal wieder an den Eltern-Warteraum der Klinik, in dem wir deine mehrstündige OP abwarteten und so bangten, dass alles gut ginge. Da hing dieses Poster, dessen Textzeilen so sehr zu dir passen, mein Kind:

Vergiss es nie: Dein Gesicht hat niemand sonst auf dieser Welt,
und solche Augen hast alleine du.
Vergiss es nie: Du bist reich, egal ob mit, ob ohne Geld;
denn du kannst leben! Niemand lebt wie du.
Du bist gewollt, kein Kind des Zufalls, keine Laune der Natur,
ganz egal, ob du dein Lebenslied in Moll singst oder Dur.
Du bist ein Gedanke Gottes, ein genialer noch dazu! Du bist du.

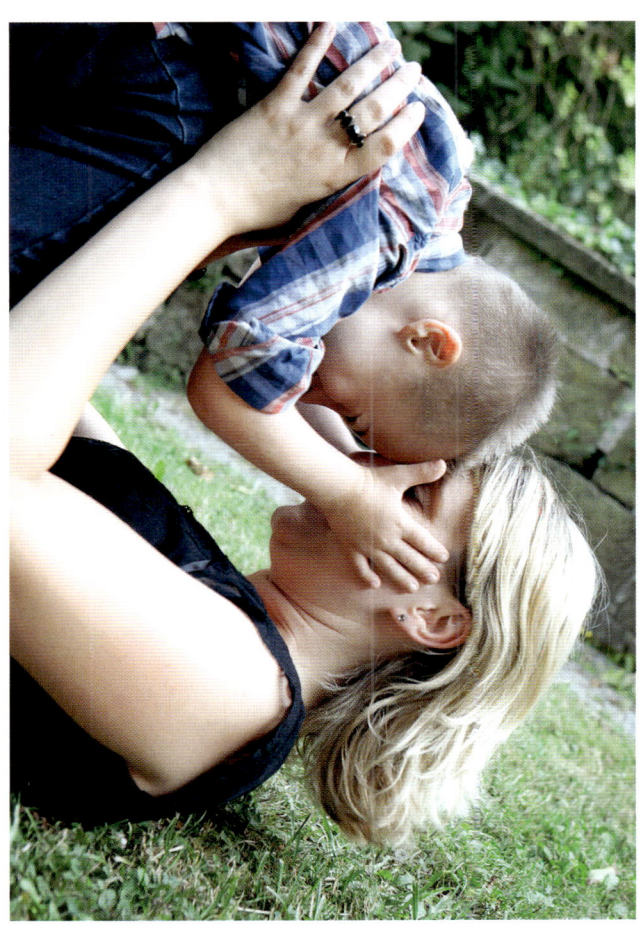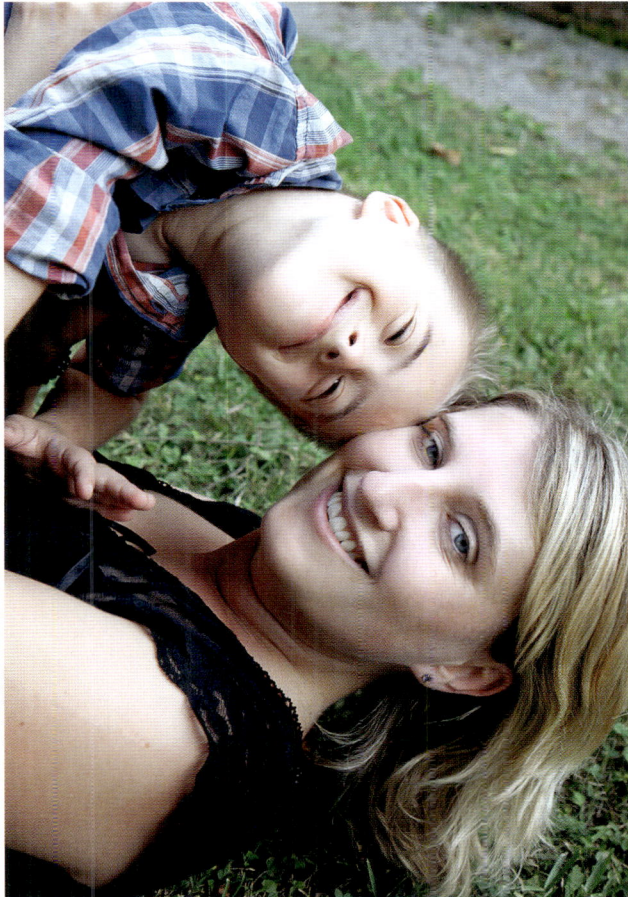

Pekip-Krabbelgruppe, Kinderturnen, Vojta-Krangengymnastik warteten fortan auf uns, die Ess-Schulung bei der Logopädie, Baby-Massage, Mutter-Kind-Schwimmen, Kindergartenfreunde, Urlaube, immer wieder: „Bitte, Mama, lies ein Buch vor" … – was haben wir beide in den folgenden Jahren nicht alles gemeinsam erlebt. Stetig bist du größer geworden und immer warst du voller Elan bei der Sache. Bei dir gibt es kaum mal ein: „Ich habe keine Lust". Du erzählst gerne und viel, fährst ohne Murren lange Strecken Auto und bist dabei unermüdlich im CDs anhören. Du bist motiviert und interessiert an Menschen und dem, was das Leben so zu bieten hat. Selbst beim Arzt (andere Kinder wollen nur noch schnell weg nach der Impfspritze) bedankst du dich höflich, bevor du gehst. „Hereinspaziert" ist dein liebstes Wort, wenn Besuch kommt, und gemeinsamer Kaffeeklatsch muss dann sein!

Ja, und nun bietet dir das Leben eben diese Erfahrung Schule – und du gehst fröhlich darauf zu. Jeden Morgen läufst du gut gelaunt zum Unterricht – du lachst und lässt dir die schwere Schultasche gerne tragen. Mein kleiner Charmeur eben, du steckst mich an mit deiner Zuversicht und Unbekümmertheit, dass auch dieser Lebensabschnitt sicher ein guter für dich werden wird. Deine Schwester Johanna ist auch so stolz auf den großen Bruder, der ja Schulkind ist, und kann es kaum erwarten, in zwei Jahren mit dir gemeinsam zur Schule zu laufen.

Lieber Jan, ich wünsche dir weiterhin die Begeisterung, sich auf das Leben einzulassen, gespannt zu sein, was sich entwickelt, mit offenem Herzen und wachen Augen. Was kann ich noch alles von dir lernen, was werden wir weiterhin gemeinsam als Familie erleben? Das Leben ist spannend – es bietet sicher noch sehr viel mehr …

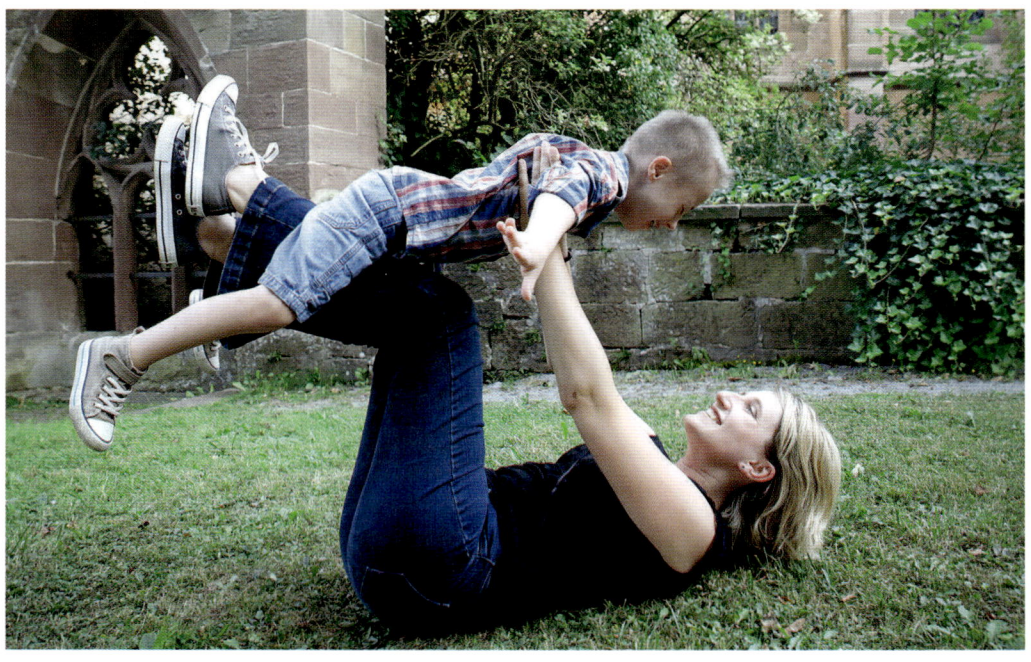

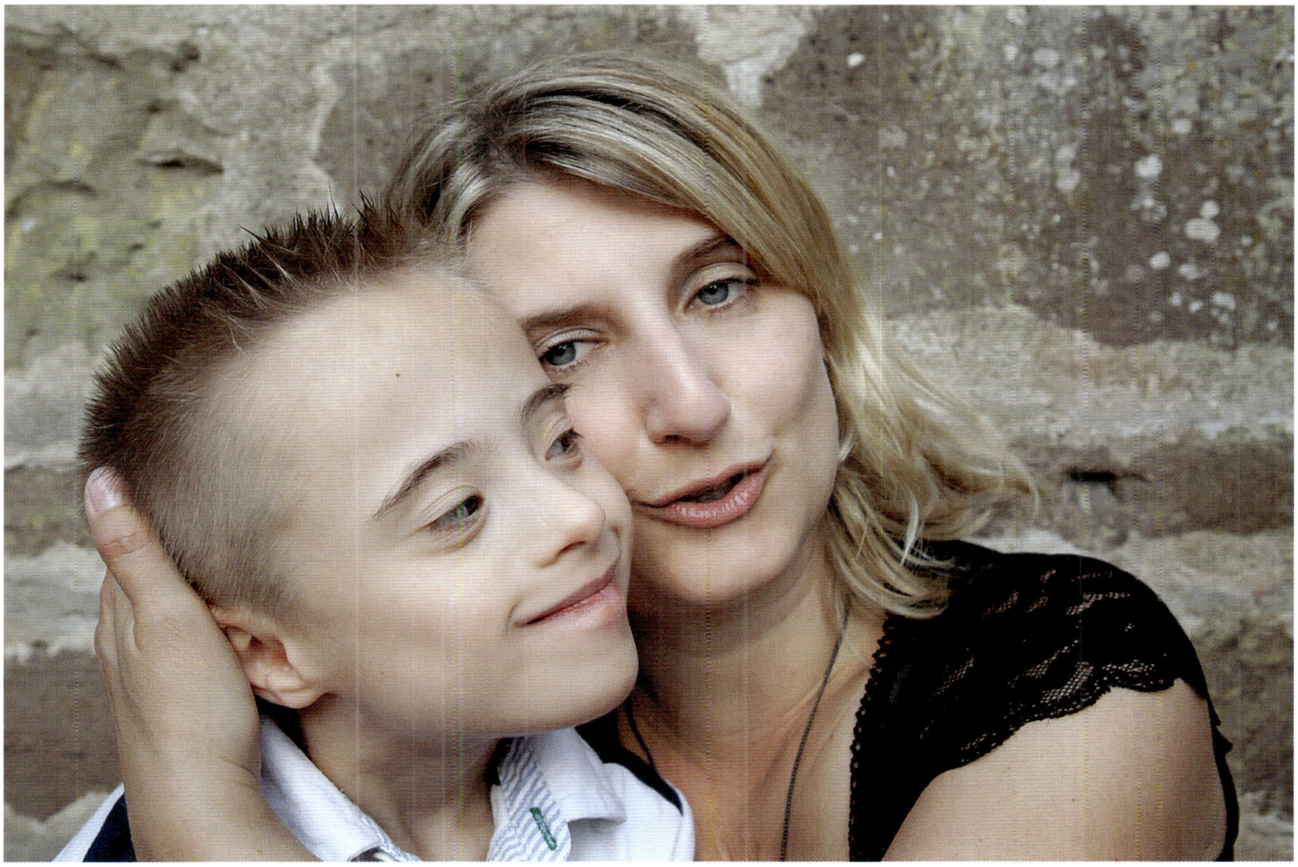

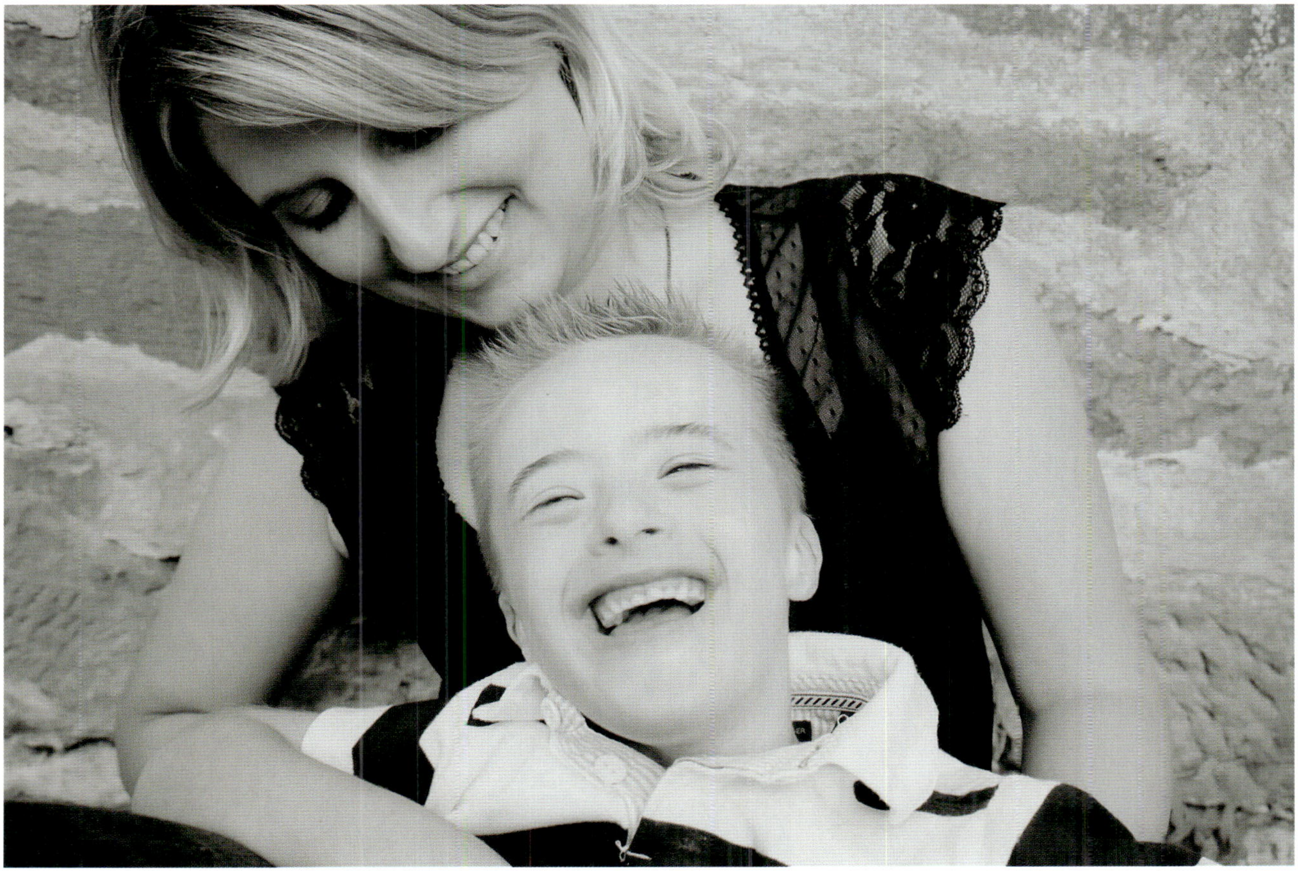

ÜBER DIE AUSSERGEWÖHNLICHEN MÜTTER

Es gibt nichts Besseres als den Austausch mit anderen Eltern von Kindern mit Down-Syndrom. Diese Begegnungen sind durch kein Gespräch mit noch so einfühlsamen Experten – sei es Arzt oder Therapeut – zu ersetzen. Auch Freunde, Verwandte und Bekannte können zwar mit Verständnis und Offenheit helfen. Doch niemand kann einen so gut verstehen wie Menschen, die den gleichen Weg gegangen sind, die selbst erst lernen mussten, mit solch einer gänzlich unerwarteten Situation umzugehen, und die bereits bewältigt haben, was man sich selbst ganz zu Anfang kaum zutraut.

Es tut unheimlich gut zu wissen, dass man nicht alleine ist mit seinen anfänglichen Ängsten und Sorgen. Als Juliana drei Monate alt war, ermutigte mich meine Frauenärztin, Petra anzurufen, Mutter eines dreijährigen Sohnes mit Down-Syndrom. Ich war sofort fasziniert von ihrer großzügigen, hilfsbereiten und äußerst positiven Art. Wir haben damals ziemlich lange telefoniert und obwohl wir uns ja überhaupt nicht kannten, hat sie mich am Schluss des Gespräches gefragt, ob ich sie nicht mal besuchen kommen möchte. Zwei Tage später lag ein Brief von ihr im Briefkasten mit dem offiziellen Programm unseres Vereins „46PLUS – Down-Syndrom Stuttgart e. V." (www.46plus.de).

Petra war auch diejenige, die mich das erste Mal zum „Kaffeekränzchen" mit ein paar Müttern und deren Kindern mit Down-Syndrom eingeladen hat. Ich erinnere mich noch genau, wie wahnsinnig aufgeregt ich damals war, war es doch für mich das erste Mal, dass ich Kindern mit Down-Syndrom begegnete. Juliana war erst vier Monate alt und der Schock über ihre Diagnose und die Zukunftsängste waren immer noch allgegenwärtig, wenn auch nicht mehr so extrem wie am Anfang. Mit Herzklopfen ging ich die Treppe hinauf und wurde, oben angelangt, aufs Allerherzlichste begrüßt. Dort stand nämlich Petras dreijähriger Sohn Yannik, der ganz außer sich vor Freude war. Mir war schnell klar, dass seine Freude dem von mir mitgebrachten Baby galt. Aber das spielte keine Rolle. Er hatte mich mit seiner charmanten Art sofort verzaubert, als er mich an die Hand nahm und mich hineinführte. Ich muss ganz ehrlich sagen, ich glaube, ich habe damals gedacht, einen Haufen deprimierter Mütter (schließlich war ich ja noch in dieser depressiven Verstimmung) beim Kaffeetrinken vorzufinden. Das Gegenteil war der Fall. Schon als mich Yannik an der Wohnungstür an die Hand nahm, hörte ich von drinnen schallendes Gelächter und einen Sektkorken knallen. Von depressiver Stimmung keine Spur! Die Mütter und ihre bezaubernden Kinder habe ich an diesem Nachmittag sofort in mein Herz geschlossen.

Als ich an jenem Abend nach Hause ging, waren nicht nur meine ursprünglichen Ängste verflogen, sondern ich wusste: Jetzt geht es bergauf. Auf einmal war ich wieder zuversichtlich und hatte Hoffnung. An einem einzigen Nachmittag wurden meine alten Klischeebilder durch wunderschöne neue Bilder ersetzt. Mit den Müttern treffe ich mich heute noch. Sie gehören jetzt in mein Leben und es sind wunderbare Freundschaften entstanden. Mit dem Einzug der Normalität haben sich auch unsere Gesprächsthemen geändert.

Ohne Juliana hätte ich diese wunderbaren Mütter und ihre bezaubernden Kinder niemals kennen gelernt. Ich bin so unendlich dankbar für die tiefen Freundschaften, die über die Jahre entstanden sind.

Nun aber endlich zu den wunderbaren Müttern aus diesem Buch, die im Laufe der letzten Jahre in mein Leben geplatzt sind und viel Raum in meinem Herzen haben.

ALEXANDRA

Manchmal ist die Welt wirklich klein. Schon kurz nach Leonies Geburt habe ich Alexandra und Alex sowie Leonies vier Jahre älteren Bruder Raphael kennen gelernt. Wie es der Zufall so will, sind Alexandra und Alex die besten Freunde einer Cousine meines Mannes Martin. Die Chemie stimmte sofort zwischen uns, so dass sich unsere Familien mindestens einmal im Jahr in den Ferien treffen. Alexandra und ich machen es uns dann meist mit einem Glas Prosecco Aperol auf den Liegestühlen bequem, denn es gibt immer so viel zu bequatschen, während unsere sportlichen Männer die Tore im Garten aufbauen und sich dann mit den vier fußballbegeisterten Kids ein heißes Match liefern. Alexandra und Alex lebten vor der Geburt ihrer beiden Kinder aus beruflichen Gründen ein paar Jahre in Mailand und erziehen sie daher zweisprachig. Alex spricht mit beiden ausschließlich Italienisch, was ganz schön Disziplin und Ausdauer erfordert. Der Erfolg gibt ihm recht, beide Kids sprechen richtig gut Italienisch. Leonie besucht die zweite Klasse einer Montessori-Schule.

BONNIE

Bonnie ist eine von den Power-Frauen, die – wenn das Leben Zitronen für sie bereit hält – Limonade daraus machen. Egal, was kommt, sie krempelt die Ärmel hoch. Schon kurz nach Toms Geburt haben sich Bonnie und ihr Mann Oliver nach einer geeigneten Schule, die Inklusion lebt, umgesehen. Als sie nicht fündig wurden, haben sie sich kurzerhand entschlossen, eben selbst eine zu gründen. Zusammen mit guten Freunden, die ebenfalls eine Tochter mit Down-Syndrom haben, haben sie bereits mehrere Charity-Galas mit viel Prominenz veranstaltet und durch ihr großes Engagement erfolgreich den erforderlichen sechsstelligen Betrag für die Schulgründung eingetrieben. Bonnie lebt eines meiner Lieblingszitate: „Wenn du etwas nicht ändern kannst, dann ändere deine Einstellung." Mit seiner großen Schwester Anouk und seinem kleinen Bruder Cooper sorgt Tom dafür, dass es im Hause Wohlers nie langweilig wird.

KATHARINA

Katharina und ihren Mann René habe ich kennen gelernt, als Sonea gerade einmal sechs Monate alt war. Sonea hat mich sehr an Juliana erinnert, als sie in dem Alter war. Katharina ist einer der wunderbarsten Menschen, die ich kenne. Sie ist sehr sensibel, einfühlsam und findet immer die richtigen Worte – ob sie nun tröstet oder motiviert. Und sie hat ein sehr großes Herz. Sie gibt unheimlich viel, denkt immer an ihre Lieben und beglückt uns mit liebevoll verpackten Geschenken. Auf ihrer Website www.sonea-marianne.de lässt sie eine große „Fangemeinde" an ihrem Leben mit Sonea Sonnenschein und deren kleinem Bruder Vincent teilhaben.

BEATRICE

Meine erste Begegnung mit Beatrice und Charlotte hat mich derart beeindruckt, dass ich noch am selben Abend einigen Freunden davon berichten musste. Denn wo andere Mütter bei einem Kind besonders gefordert sind, bewältigt Beatrice mit Charlotte, Mike und Sammy mal eben eine Dreifachherausforderung: Charlottes großer Bruder Mike ist hochbegabt und Autist, ihr zweitgrößter Bruder Sammy, ein Pflegekind, ist körperlich und geistig schwer behindert. Charlotte selbst hat Beatrice adoptiert. Ich sage ja immer gern, dass sich unsere Kinder die Mütter aussuchen, bei Beatrice ist es umgekehrt. Aber auch so haben sich hier die zwei Richtigen gefunden: Charlotte ist wild, extrovertiert, enthusiastisch, zickig, dickköpfig und eine kleine Strahlemaus, die jeden, der ihr begegnet, sofort verzaubert.

PETRA

Über Beatrice habe ich Petra und ihre vier wunderbaren Kinder – Aaron ist der Jüngste – kennen gelernt. Ebenso wie Beatrice hat Petra schon so einiges erlebt, worüber sie sicherlich ein eigenes Buch schreiben könnte. Und trotz aller kleinen und größeren Katastrophen hat sie ihren Humor und ihre positive und heitere Ausstrahlung nicht verloren. Ich erlebe sie immer fröhlich und ihr Lachen ist herrlich erfrischend und ansteckend. Bei jedem unserer Treffen stoßen wir auf uns Frauen an und dass wir, egal, was noch kommen wird, allen Stürmen des Lebens trotzen werden. Gemeinsam sind wir stark!

MARTINA

Mit Martina verband mich von Beginn an eine Vertrautheit, dass ich das Gefühl hatte, ich würde sie schon mein ganzes Leben kennen. Sie ist ganz so, wie man sich eine beste Freundin wünschen würde. Ich kann nicht oft genug betonen, wie wichtig im Leben die richtige Einstellung ist. Martina hat sie definitiv. Im Herzen wird sie immer jung bleiben, sie kann mit ihren zwei Töchtern Jolina und Louisa rumalbern, als wäre sie die große Schwester. Im Netz sind sie unter www.jolina-noelle.blogspot.de zu finden. Martina hat die Down-Syndrom-Facebook-Gruppe „Down-Syndrom Deutschland" ins Leben gerufen. Facebook war auch die Plattform, über die Martina ihre heißgeliebte Mädelsgruppe „Die Hühner" kennen gelernt hat: eine Gruppe von sechs Mamas von Kids mit Down-Syndrom, die zusammen durch Dick und Dünn gehen.

BETTINA

Bettina ist „tough", soviel steht fest. Vielleicht liegt es daran, dass sie – so wie ihr Mann Martin – bei der Polizei arbeitet. Als wir einmal wegen eines Shootings einen ganzen Tag in München verbracht haben, bin ich abends auf der Rückfahrt aus dem Staunen nicht mehr rausgekommen. Während unser Shooting-Team völlig platt und erledigt im Zug saß, war Bettina – trotz müdem Kleinkind im Schlepptau – immer noch gelassen, bei Kräften und gut gelaunt. Erst kürzlich habe ich bei einem gemeinsamen Abendessen gestaunt, wie viel Benjamin offenbar in ihrem Leben verändert hat. Bettina erzählte mir, dass sie vor seiner Geburt wie so viele von uns durch unsere Leistungsgesellschaft geprägt war. Ein behindertes Kind zu bekommen, war für sie damals das Schlimmste, was einem passieren konnte, sagte sie im Rückblick. Inzwischen denkt sie anders. Und sie ist stolz darauf, dass Benjamin ihr die Augen geöffnet hat. Sie sagt, durch ihn ist sie weicher, gelassener und entspannter geworden. Sie sei eine bessere Mutter geworden. Und davon profitiere vor allem Benjamins kleine Schwester Maja.

CHRISTIANE

Nannie – wie Christiane von vielen genannt wird – und ihre Familie haben für mich beinahe schon Vorbildfunktion. Wir Mütter von jüngeren Kindern mit Down-Syndrom schauen doch immer mal wieder zu den Großen, um zu sehen, was möglich ist bzw. wie die Zukunft aussehen könnte. Andy, der Mittlere ihrer drei Söhne, ist einer der coolsten Jungs, die ich kenne. Er ist unheimlich sportlich, durchtrainiert und sehr sympathisch. Nannie ist Ärztin und hat sich unter anderem auf craniosacrale Therapie spezialisiert. Seit Jahren engagiert sie sich für Menschen mit Down-Syndrom und hat die Deutsche Down-Syndrom-Stiftung gegründet (www.downsyndrom-stiftung.de).

SANDRA

Sandra und ihre Familie habe ich tief in mein Herz geschlossen. Als Jan mehrmals am Herzen operiert werden musste, haben seine Eltern sehr um ihn gebangt. Wie schön, zu sehen, wie er heute seinen Weg macht! Sandra ist eine sehr warmherzige und liebevolle Frau. Sie ist Lehrerin und bei den Schülern so beliebt, dass diese ihr nach dem Unterricht auch gern ihre kleinen und großen Sorgen anvertrauen. Für Jan und seine kleine Schwester Johanna könnte ich mir keine liebevolleren Eltern vorstellen. Mindestens einmal im Jahr engagieren sie sich in irgendeiner großzügigen Form für Menschen mit Down-Syndrom.

ANJA

Nach vielen E-Mails hatte ich mich riesig gefreut, Anja und ihre kleine große Familie – Sontje hat noch zwei große Brüder und eine große Schwester – endlich einmal persönlich kennen zu lernen. Wir hatten uns auf einer Spielwiese verabredet, auf der sich an diesem sonnigen Tag scheinbar die halbe Stadt zum Picknicken eingefunden hatte. Als ich mich suchend nach ihnen umschaute, kam mir auf einmal ein ganz junges Mädel entgegen gerannt – mit dem herzerfrischendsten und glücklichsten Lächeln auf ihrem Gesicht. Ich dachte erst, das könne nur das Kindermädchen sein. Doch dann stellte sich schnell heraus, dass es Anja selbst war. Ich war natürlich völlig von den Socken. Wie konnte eine Mutter von vier Kindern so frisch, so lebendig, so glücklich, so gelassen und so voller Elan sein? An diesem Tag ging ich ebenfalls mit einem breiten Grinsen nach Hause, voller Freude, eine so wunderbare Familie kennen gelernt zu haben. Anja zählt auch zu den Menschen, die ganz viel Liebe und ein großes Herz in sich tragen. Was hat sie mir schon mit ihren liebevollen Päckchen das Leben versüßt!

SANDRA

Sandra und ihr Mann Stefan kamen bereits zu einem Familiennachmittag unserer Stuttgarter Elterngruppe 46PLUS, als Jolina gerade mal sechs Wochen alt war. Die junge Familie ist mir sofort ans Herz gewachsen. Umso betroffener war ich, als die kleine Jolina mit zwei Jahren an Leukämie erkrankte. Glücklicherweise hat Jolina die Krankheit überstanden und ist heute wieder kerngesund. Sie ist ein kleiner Wirbelwind und wickelt mit ihrem Charme alle um den kleinen Finger. Mein sicherlich schönstes Erlebnis mit ihr waren drei Tage Berlin, als wir zu einem Kalender-Foto-Shooting mit Günther Jauch anreisten. Die fünfstündige Zugfahrt verging wie im Fluge. In den fünf Stunden hat Jolina wohl mehr Herzen erobert als manch anderer in fünf Jahren.

BRIGITTE

In die kleine „Miss Switzerland" Kim hatte ich mich sofort verliebt. Ihre Mutter Brigitte hatte bei meiner Blog-Weihnachtsverlosung eine Mentoring-Session gewonnen und war mit ihrer kleinen Familie ganz spontan nach Stuttgart angereist. Wir haben uns beim Kaffeetrinken über Gott und die Welt unterhalten. Brigitte ist selbst sehr engagiert bei ihrem hiesigen Down-Syndrom-Verein insieme 21 (www.insieme21.ch). Ihr Kinderwunsch blieb jahrelang unerfüllt und dann kam Kim – ihr größtes Geschenk. Mit leuchtenden Augen erzählte sie, wie ihre Tochter ihr die Augen für all das Wichtige im Leben geöffnet hat.

CAROLIN

Carolin ist die Frau meines Verlegers David Neufeld. Nachdem ich mit ihm den Waldkalender „A little extra" auf die Beine gestellt hatte, wollte ich unbedingt auch seine Familie in der Oberpfalz kennenlernen. Carolin und David hatten mit Onur bereits einen Pflegesohn und adoptierten Alexander und Samuel. Die beiden verfügen nicht nur über ein Chromosom mehr in ihrem Bausatz, sie haben es auch faustdick hinter den Ohren. Mit Carolin haben die vier Jungs ganz sicherlich den Hauptgewinn gezogen!

Auf dem Umschlag dieses Buches steht zwar nur mein Name, aber es ist eindeutig das Werk von ganz vieler wunderbaren Menschen. Menschen, die mit viel Herzblut, Enthusiasmus, Fleiß, Geduld und beständigen Ermutigungen direkt am Buch mitgewirkt haben. Und Menschen, die mir ganz besonders nahe stehen und mir viel gegeben haben.

Tausend Millionen Dank also an Aaron, Alexander, Alexander, Alexandra, Ana-Cristine, Andreas, Anja, Anja, Anouk, Antonia, Astrid, Barbara, Beate, Beatrice, Benjamin, Bettina, Birgitta, Bonnie, Carolin, Christian, Christian, Christian, Christine, Claudia, Cooper, David, Dominic, Doro, Elias, Elfie, Eva, Felix, Felix, Freddy, Giulia, Hermann, Jakob, Jan, Jenna, Johan, Johanna, Jolina, Jolina, Juliana, Karen, Karim, Katharina, Kilian, Leonie, Louisa, Lukas, Maja, Maren, Maria, Marina, Markus, Markus, Martin, Martin, Martina, Máxima, Maximilian, Nannie, Nathan, Nicolas, Olaf, Oliver, Patrick, Pepp, Petra, Petra, Rabea, Raphael, Ricarda, Rita, Roswitha, Sabine, Samuel, Samuel, Sandra, Serge, Simone, Stefan, Stephanie, Stephie, Sontje, Sophia, Sophie, Suzie, Sylvia, Thorsten, Tim, Tom, Ulli, Ulrike, Vincent, Yannik, Zoé.

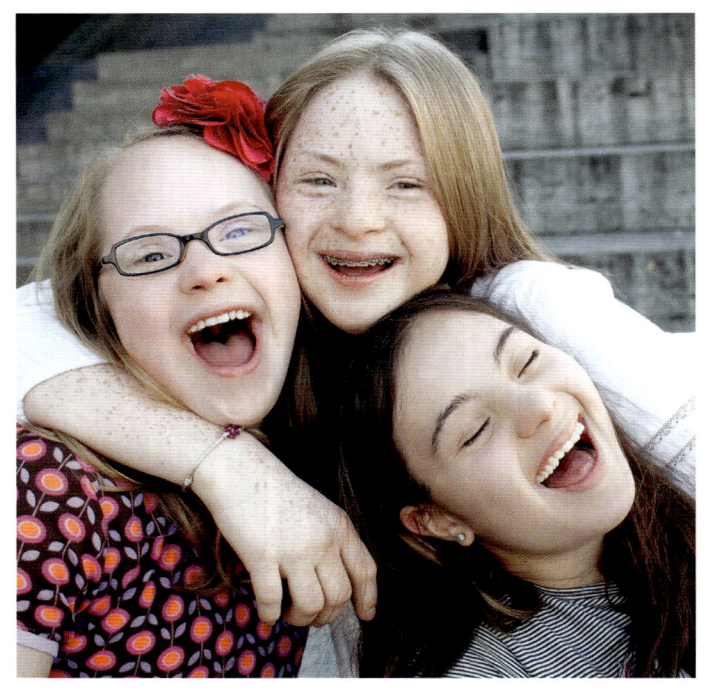
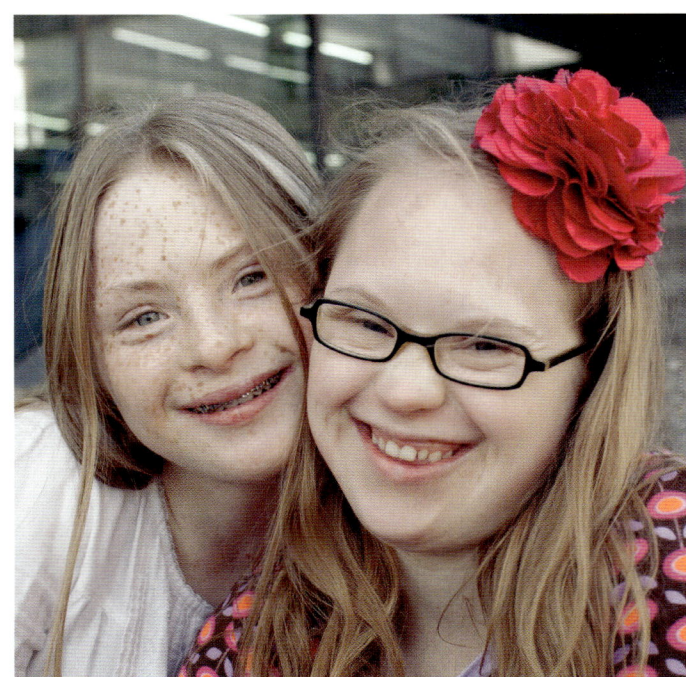
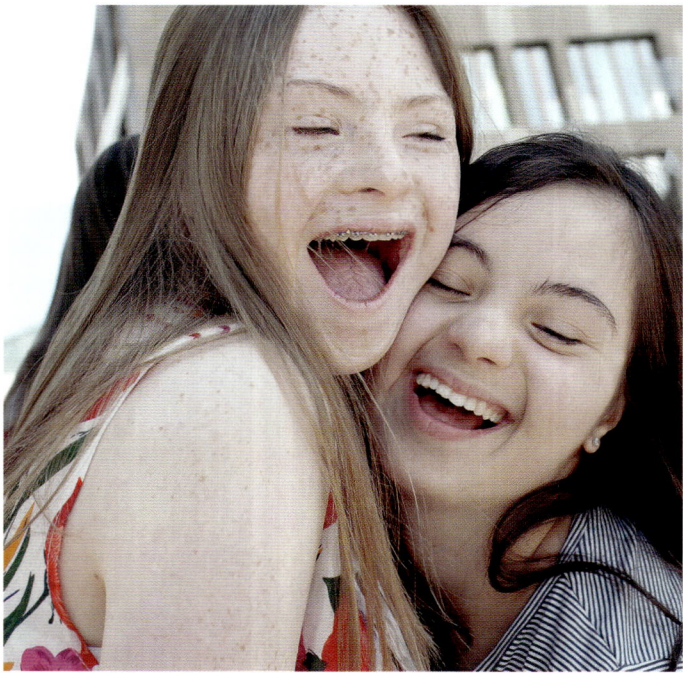
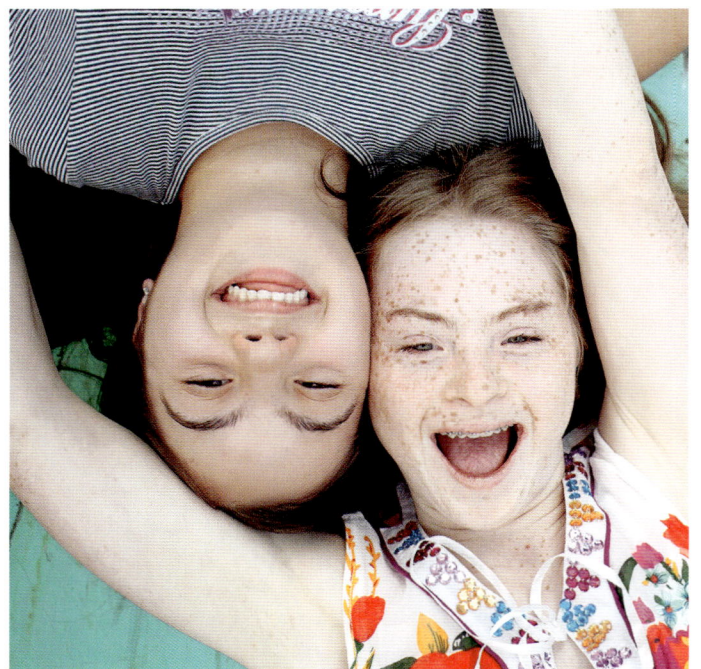

WUSSTEN SIE EIGENTLICH ...

- dass der Begriff „Down-Syndrom" auf den Namen des Mannes – nämlich Dr. John Langdon Haydon Down – zurückgeht, der die typischen Merkmale des Syndroms als erster (1866) nicht nur wissenschaftlich beschrieben hat, sondern auch die gezielte Förderung dieser Menschen anregte? Down-Syndrom hat nichts damit zu tun, dass Menschen mit diesem Syndrom „down" (engl. für unten/deprimiert/depressiv) wären. Das Gegenteil ist oft der Fall.

- dass der Begriff „Mongolismus" bzw. „mongoloid" nicht mehr zeitgemäß ist und außerdem irreführend und diskriminierend?

- dass Down-Syndrom auch Trisomie 21 genannt wird? 1959 erkannte der Franzose Jérome Lejeune, dass bei Menschen mit Down-Syndrom in jeder Zelle 47 Chromosomen statt üblicherweise 46 vorhanden sind, weil das Chromosom Nr. 21 dreimal statt zweimal vorhanden ist. Daher spricht man auch von einer Trisomie 21.

- dass in Deutschland ca. 50.000 Menschen mit Down-Syndrom leben und in den USA ca. 350.000? Weltweit gibt es etwa fünf Millionen Menschen mit Down-Syndrom.

- dass das Down-Syndrom keine Krankheit ist, sondern eine unveränderbare genetische Besonderheit? Down-Syndrom ist nicht ansteckend, und Menschen mit Trisomie 21 „leiden" nicht am Down-Syndrom.

- dass Kinder mit Down-Syndrom sehr lernfähig sind? Jedenfalls, wenn man ihnen die Möglichkeit dazu gibt. Down-Syndrom beeinflusst zwar die körperliche und geistige Entwicklung in unterschiedlicher – nicht vorhersehbarer – Weise, aber durch medizinische Vorsorge sowie therapeutische Maßnahmen wie Physiotherapie, Frühförderung und Sprachtherapie (Logopädie) können Kinder mit Down-Syndrom in ihrer Entwicklung gefördert werden.

- dass das Down-Syndrom zufällig entsteht und in allen Altersgruppen, Gesellschaftsschichten sowie Kulturen vorkommt? Down-Syndrom findet man überall auf der Welt und in allen Bevölkerungsschichten.

- dass unter ca. 700 geborenen Kindern ein Kind mit Down-Syndrom ist und in Deutschland jedes Jahr ca. 1.200 Babys mit Down-Syndrom geboren werden?

- dass Dr. John Langdon Haydon Down selbst ein Enkelkind mit Down-Syndrom hatte?

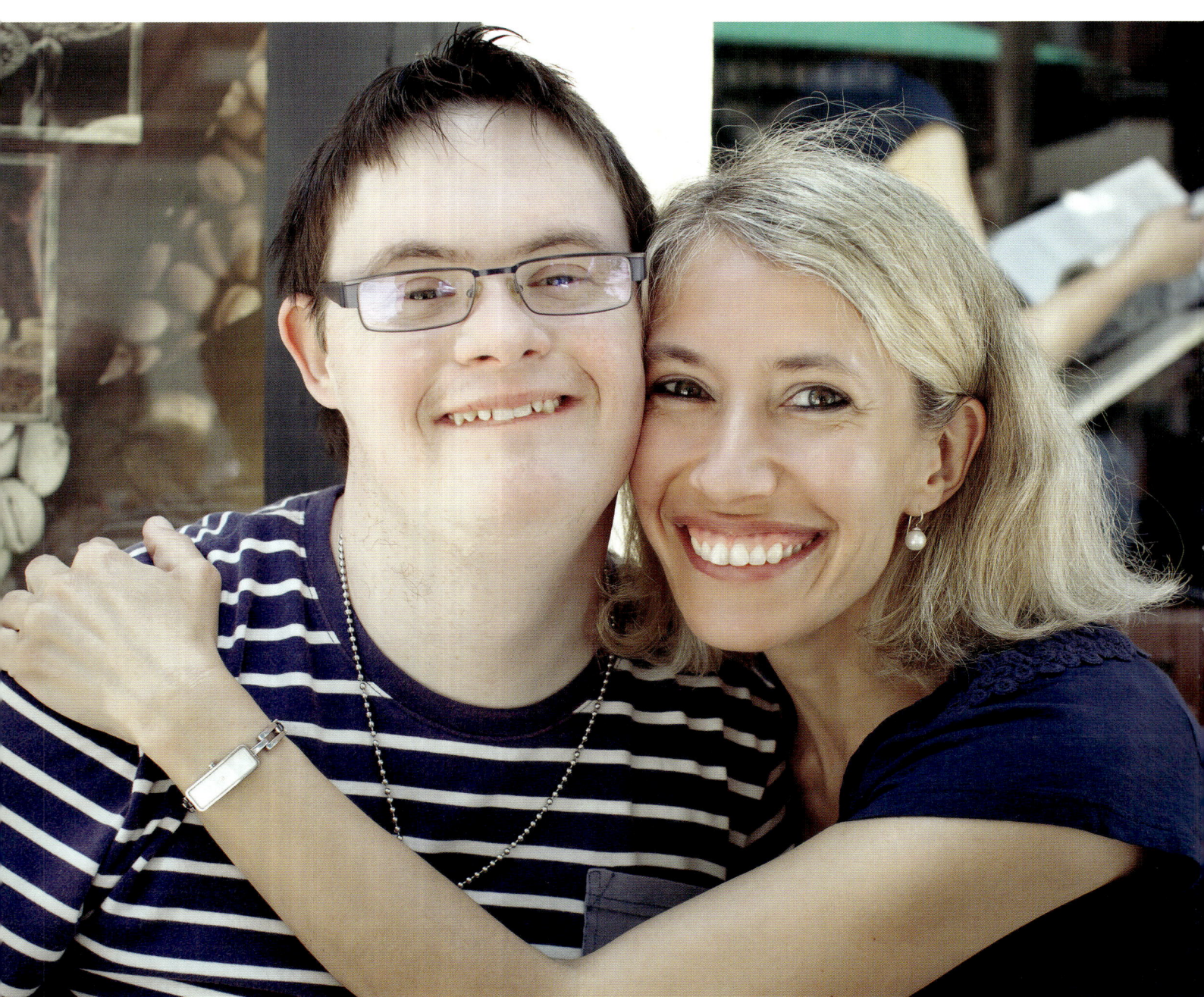

WENN BILDER SPRECHEN
Von Rita Lawrenz

Diesen Anruf von Conny Wenk beim Arbeitskreis Down-Syndrom e. V. werde ich nie vergessen. Sie erzählte von den Fotos, die sie von ihrer Tochter Juliana gemacht hatte, und von ihrer Idee eines neuartigen Buches zum Down-Syndrom. Daraus wurde ein gemeinsames Herzensanliegen. Wir wollten Berührungsängste und Vorurteile abbauen. Dieses Buch sollte Eltern und Familien stärken, aber auch der Öffentlichkeit eine neue Sichtweise auf Menschen mit Down-Syndrom eröffnen. Als *Außergewöhnlich* dann 2004 erschien, war die Resonanz überwältigend. Unsere Vision war angekommen.

Als unser Sohn Dennis 1985 mit der Diagnose „Down-Syndrom" auf die Welt kam, sagte der Arzt: „Machen Sie sich erst einmal mit dem Gedanken vertraut. Lassen Sie Ihr Kind so lange in unserer Kinderklinik und holen es später zu sich nach Hause." Mein Mann und ich lehnten diesen gut gemeinten Rat ab. Auf unsere Frage: „Was bedeutet Down-Syndrom für unseren Sohn?", bekamen wir zur Antwort, dass Dennis frühestens im Alter von drei Jahren laufen würde. Ob er sprechen lernen würde, konnte zu diesem Zeitpunkt niemand sagen. Es war ebenso wenig vorhersehbar, ob Dennis jemals lesen und schreiben lernen würde. Man befasste sich seit gerade mal zehn Jahren mit der Erforschung des Down-Syndroms.

Ich verschlang alle Bücher zum Thema (es gab nicht viele). Was mir gefehlt hat, waren Bilder, wirklichkeitsnahe Bilder. Die Abbildungen, die ich in den Büchern fand, waren unter medizinischen Gesichtspunkten ausgewählt worden und sollten typische Merkmale zeigen – ohne ein einziges Lächeln des jeweiligen Kindes. Damit konnte ich nichts anfangen. Dennis hatte so viel Ähnlichkeit mit seiner Schwester und typische Down-Syndrom-Merkmale konnte ich nicht entdecken.

Für uns als Familie waren die vergangenen Jahrzehnte alles andere als gewöhnlich. Sie waren nicht immer leicht. Aber die Entwicklung unseres inzwischen erwachsenen Sohnes verlief kontinuierlich entgegen der anfangs gestellten Prognose. Dennis hat all das gelernt, was nach seiner Geburt in Frage gestellt wurde – und vieles mehr! Die Erfahrungen, die wir durch sein zusätzliches Chromosom machen konnten, haben unser Leben bereichert. Ich bewundere seine Fähigkeit, im Hier und Jetzt zu leben, das Wesentliche auf den Punkt zu bringen. Mein Sohn ist mein Motor geworden, der mich antreibt und auf den ich unglaublich stolz bin.

Heute erkläre ich vielen Eltern, die zu uns kommen und denen es geht wie uns damals: Das Chromosom 21 mit seinen etwa 250 Genen macht gerade einmal ein Prozent unseres gesamten Erbgutes aus. Ein Mensch mit Trisomie 21 ist also in seinem Chromosomensatz wie jeder andere auch. Niemand kann die Entwicklung eines Kindes vorhersagen, ob nun mit oder ohne Down-Syndrom. Eins ist sicher: Jedes Kind entwickelt sich nach seinen Fähigkeiten und schreibt seine Geschichte selbst.

Es ist für Eltern oft ein Schock, wenn sie erfahren, dass ihr Kind Down-Syndrom hat. Unglaube, Verzweiflung, Trauer und Zukunftsängste sind Reaktionen, die sie in den Stunden und Tagen nach der Diagnose durchleben. Conny Wenk erlebte sie nach der Geburt ihrer Tochter Juliana genau so wie ich. Auch ihr fehlten Bilder, die helfen, eine solche Diagnose zu bewältigen. Bilder, die Mut machen.

Nun habe ich sehr gerne dazu beigetragen, dass dieses außergewöhnliche Buch in einer Neuausgabe erscheinen kann. Mit vielen neuen Geschichten und Bildern. Und mit derselben Idee. In diesem Buch finden sich eine Menge Fotos von Menschen mit 47 Chromosomen in ihrer Vielfalt. Sie zeigen: Down-Syndrom ist nicht das Ende, sondern der Anfang davon, dass Außergewöhnliches entsteht.

Rita Lawrenz ist Geschäftsführerin des Arbeitskreises Down-Syndrom e. V., Bielefeld.

VIELEN DANK!

Auch mit diesem Buch ist es wie so oft – wenn sich viele zusammen tun, kann etwas Wunderbares, ja Außergewöhnliches entstehen. Und so wollen wir uns an dieser Stelle ganz ausdrücklich bei denen bedanken, die sich in dieses Buch und seine Verbreitung investiert haben:

- Beim Arbeitskreis Down-Syndrom e. V. (Bielefeld), vertreten durch die leidenschaftlich engagierte Rita Lawrenz, die dieses Projekt von Anfang an begleitet und unterstützt hat.

- Bei Christian und Sandra Guld (Walldorf), die schon seit Jahren immer wieder kreativ und mit unglaublicher Hingabe Initiative und Projekte rund ums Down-Syndrom fördern. Auch an der kostenlosen Verteilung dieses Buches an Krankenhäuser etc. haben sie sich beteiligt und dazu erfolgreich verschiedene Initiativen gestartet. Hut ab!

- Bei den vielen Einzelnen, die durch ihre Spende dazu beigetragen haben, dass dieses Buchprojekt möglich wurde und vor allem auch Menschen zugänglich gemacht werden kann, die es sonst vielleicht gar nicht entdeckt hätten.

Wir sind sicher, dass dieses vielfältige Engagement sich lohnt – weil Menschen von der Lektüre dieses Buches und natürlich der Wirkung der Bilder profitieren werden. Deshalb sagen wir von Herzen: Dankeschön!

Conny Wenk und David Neufeld (Neufeld Verlag)

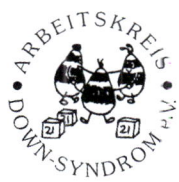

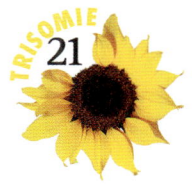

Der Arbeitskreis Down-Syndrom

Menschen mit Down-Syndrom haben bessere Lebenschancen als je zuvor – wir engagieren uns seit über 35 Jahren dafür, dass sie diese Chancen tatsächlich erhalten. Mit über 2.000 Mitgliedern ist der Arbeitskreis Down-Syndrom als gemeinnütziger Verein bundesweit tätig und Mitglied in verschiedenen Selbsthilfeorganisationen und sozialpolitischen Gremien. Auch mit den Büchern von Conny Wenk, an deren Herausgabe wir beteiligt sind, wollen wir zeigen, dass jeder Mensch einzigartig ist. Mit und ohne Down-Syndrom.

Arbeitskreis Down-Syndrom e.V.
Gadderbaumer Straße 28
33602 Bielefeld
Telefon 05 21/44 29 98
Telefax 05 21/94 29 04
E-Mail ak@down-syndrom.org
www.down-syndrom.org
www.blog.down-syndrom.org

Der Arbeitskreis Down-Syndrom e. V. arbeitet als Kooperationspartner eng mit der *Deutschen Stiftung für Menschen mit Down-Syndrom* zusammen. Sie engagiert sich besonders dafür, die Integration und die Lebensqualität von Menschen mit Down-Syndrom zu fördern, und hat schon zahlreiche individuelle Projekte ermöglicht.

Deutsche Stiftung für Menschen mit Down-Syndrom
Vogelhornweg 23-1
73557 Mutlangen
Telefon 0 71 71/7 94 79
E-Mail info@downsyndrom-stiftung.de
www.downsyndrom-stiftung.de

DIE FOTOGRAFIN, AUTORIN UND HERAUSGEBERIN

„Als Juliana mit dem Down-Syndrom geboren wurde, geriet meine Welt erst einmal ins Wanken. Nach dem ersten Schock begann ich die Welt mit anderen Augen zu sehen. Mir wurde klar, dass Schönheit weit mehr ist als Symmetrie. Man muss einfach nur genauer hinsehen: Jeder Mensch hat etwas Schönes."

Conny Wenk lebt mit ihrem Mann und ihren beiden Kindern Juliana und Nicolas in Stuttgart. Als Betriebswirtin war sie längere Zeit in Japan und den USA tätig, anschließend arbeitete sie als Personalleiterin in einem Stuttgarter Medienunternehmen. Ihrer Tochter, die 2001 mit dem Down-Syndrom auf die Welt kam, hat sie es zu verdanken, dass ihre große Leidenschaft Fotografie schließlich zum Beruf wurde. Mit ihren Büchern und Kalendern, ihrem Blog und auf Facebook inspiriert Conny Wenk seitdem Tausende auf der ganzen Welt.

2004 erschien ihr erstes Buch *Außergewöhnlich* (der Vorgängerband des Buches, das Sie gerade in Händen halten), in dem 15 Mütter zu Wort kamen und der Unzähligen Mut gemacht hat. Und der Conny Wenk Reaktionen beschert wie diese hier: „Mein Sohn ist auf der Welt, weil ich damals das große Glück hatte, Deinen Bildband gesehen zu haben. Den hat mir die Ärztin des Pränatalzentrums in die Hand gegeben."

2008 folgte *Außergewöhnlich: Väterglück*, Geschichten und Fotos von Kindern mit Down-Syndrom und ihren Vätern. In dem Bildband *Schmetterlingszauber* (2007) geht es um die bezaubernde Freundschaft der drei Mädchen Hannah, Juliana und Lilly. Seit 2009 erscheint zudem der Wandkalender *„A little extra"* im Neufeld Verlag; Auftakt zur Edition „A little extra by Conny Wenk".

Conny Wenk ist Gründungsmitglied des Vereins 46PLUS – Down-Syndrom Stuttgart e. V., für dessen Kalenderprojekte sie Kinder mit Down-Syndrom und prominente Persönlichkeiten fotografiert hat. Für ihren Einsatz für Menschen mit Down-Syndrom wurde ihr 2011 vom Deutschen Down-Syndrom InfoCenter (Lauf) der „Moritz" verliehen.

www.connywenk.com

www.alittleextra.de

A little extra ♥
by CONNY WENK

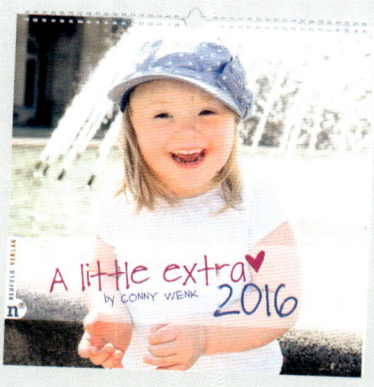

WANDKALENDER A LITTLE EXTRA

Die in diesem hochwertigen Wandkalender mit wunderbaren Mutmach-Bildern porträtierten Kinder und Jugendlichen verfügen über das gewisse Etwas – nämlich ein Chromosom mehr. Down-Syndrom bedeutet häufig auch ein Mehr an Lebensfreude, Liebe und Glück ... Und in jedem Augenblick, in dem man sich aus diesem Kalender anstrahlen lässt, gelangt ein Stückchen davon ins eigene Leben.

12 Monatsblätter mit Deckblatt und fester Rückwand
Kalendarium in Deutsch, Englisch, Französisch und Italienisch
34 x 34 cm, Spiralbindung, Bestell-Nr. 588 785

Bestellen Sie sich den Kalender im Abonnement (in Ihrer Buchhandlung oder direkt auf www.neufeld-verlag.de) und Sie erhalten ihn automatisch!

BILDERBOX

Diese edle Geschenkbox enthält zwölf hochwertige Karten mit bezaubernden Porträts von Kindern und Jugendlichen mit Down-Syndrom. Lassen Sie sich von den Bildern anstecken und genießen Sie, was diese Jungs und Mädels ausstrahlen: Lebensfreude. Faszination. Unbekümmertheit.

12 Postkarten in einer edlen Weißblechgeschenkbox, DIN A6,
Bestell-Nr. 588 760

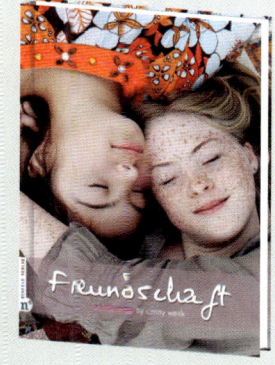

FREUNDSCHAFT

Es gibt nicht viel, was unseren Alltag so reich macht wie unsere Freunde, stimmt's? Menschen, mit denen wir gemeinsam durchs Leben gehen. Gleichgesinnte, die auch mal anderer Meinung sind. Begleiter, die selbst dann da sind, wenn uns sonst keiner mehr riechen kann. Freunde eben.

Die Fotografin Conny Wenk porträtiert in diesem Buch ganz unterschiedliche Freundschaften: ein fabelhaftes Dreiergespann, zwei unzertrennliche Girlies, drei starke Jungs, eine quirlige Mädchen-Clique, ein verliebtes Pärchen und einen richtigen Freundeskreis. Dass es dabei nicht vieler Worte bedarf, werden Sie schnell merken: Die Bilder, die Conny Wenk für uns aufs Papier gezaubert hat, sprechen für sich; sie erzählen phantastische Geschichten, nehmen uns mit hinein in einzigartige Freundschaften und lassen uns staunend ahnen, wie reich unser eigenes Leben sein kann.

Ach ja: Manche von ihnen haben Down-Syndrom, also ein Chromosom mehr. Aber das ist hier nicht wesentlich.

128 Seiten, gebunden, DIN A4, Bestell-Nr. 588 761,
ISBN 978-3-86256-006-6

WEITERE BÜCHER VON CONNY WENK
Herausgegeben vom Arbeitskreis Down-Syndrom e. V.

AUSSERGEWÖHNLICH: VÄTERGLÜCK
Ein Bildband über 22 Kinder mit Down-Syndrom und ihre Väter
Mit einem Nachwort von Wolfram Henn
160 Seiten, gebunden, ISBN 978-3-940636-00-3
Edition Jakob van Hoddis im Paranus Verlag, Neumünster
www.connywenk.com/vaterglueck

SCHMETTERLINGSZAUBER
Ein Bildband über die drei Freundinnen Hannah, Juliana und Lilly
Mit einem Nachwort von Andrea Bischoff
56 Seiten, gebunden, DIN A4, ISBN 978-3-926200-97-6
Paranus Verlag, Neumünster

WWW.ALITTLEEXTRA.DE

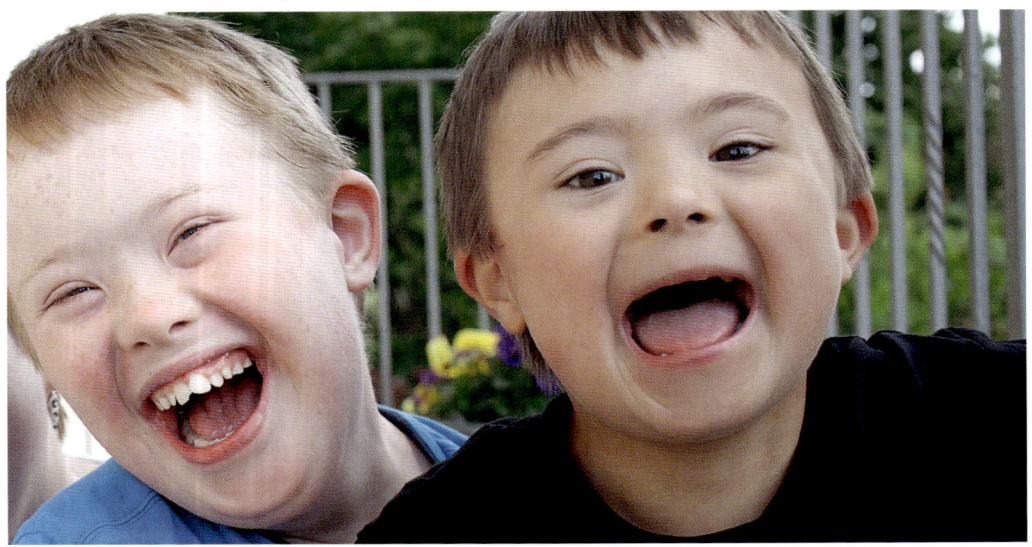

*Der **Neufeld Verlag** ist ein unabhängiger, inhabergeführter Verlag mit einem ambitionierten Programm. Wir möchten bewegen, inspirieren und unterhalten.*

Stellen Sie sich eine Welt vor, in der jeder willkommen ist!

Das wär's, oder? Am Ende sehnen wir alle uns danach, willkommen zu sein. Die gute Nachricht: Bei Gott bin ich willkommen. Und zwar so, wie ich bin. Die Bibel ist voll von Geschichten und Bildern darüber, dass Gott uns mit offenen Armen erwartet. Und dass er eine Menge Gutes mit uns im Sinn hat.

Als Verlag möchten wir dazu beitragen, dass Menschen genau das erleben: Bei Gott bin ich willkommen.

Für uns hat unser Slogan eine zweite Bedeutung: Wir haben ein Faible für außergewöhnliche Menschen, für Menschen mit Handicap. Denn wir erleben, dass sie unser Leben, unsere Gesellschaft bereichern.

Dennoch ist unsere Welt weit davon entfernt, Menschen mit Behinderung grundsätzlich willkommen zu heißen – vielen wird nicht mal gestattet, überhaupt zur Welt zu kommen.

Und von gelebter Inklusion, dem echten Miteinander von Menschen mit und ohne Handicap in allen Bereichen unseres Alltags, sind wir auch noch ein gutes Stück entfernt.

Deswegen setzen wir uns dafür ein, Menschen mit Behinderung willkommen zu heißen.

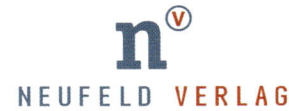